94 Recetas De Comidas Y Jugos Para Limpiar El Acné:

El Camino Rápido Y Natural Para Sus Problemas de Acné

Por

Joe Correa CSN

DERECHOS DE AUTOR

Esta publicación está diseñada para proveer información precisa y autoritaria respecto al tema en cuestión. Es vendido con el entendimiento de que ni el autor ni el editor están envueltos en brindar consejo médico. Si éste fuese necesario, consultar con un doctor. Este libro es considerado una guía y no debería ser utilizado en ninguna forma perjudicial para su salud. Consulte con un médico antes de iniciar este plan nutricional para asegurarse que sea correcto para usted.

RECONOCIMIENTOS

Este libro está dedicado a mis amigos y familiares que han tenido una leve o grave enfermedad, para que puedan encontrar una solución y hacer los cambios necesarios en su vida.

94 Recetas De Comidas Y Jugos Para Limpiar El Acné:

El Camino Rápido Y Natural Para Sus Problemas de Acné

Por

Joe Correa CSN

CONTENIDOS

ACERCA DEL AUTOR

Luego de años de investigación, honestamente creo en los efectos positivos que una nutrición apropiada puede tener en el cuerpo y la mente. Mi conocimiento y experiencia me han ayudado a vivir más saludablemente a lo largo de los años y los cuales he compartido con familia y amigos. Cuanto más sepa acerca de comer y beber saludable, más pronto querrá cambiar su vida y sus hábitos alimenticios.

La nutrición es una parte clave en el proceso de estar saludable y vivir más, así que empiece ahora. El primer paso es el más importante y el más significativo.

INTRODUCCION

94 Recetas De Comidas Y Jugos Para Limpiar El Acné: El Camino Rápido Y Natural Para Sus Problemas de Acné

Por Joe Correa CSN

Si tiene problemas de acné La higiene facial regular es el primer paso que debe tomar para remover impurezas, el aceite extra de su piel y las células muertas que causan este problema. Limpiar su cara con agua tibia dos veces por día es un método probado para reducir el acné y le ayudará a mantener su piel limpia. Asegúrese de no utilizar jabones duros, ya que probablemente le causarán más daño que efectos positivos, y podrían incluso irritar su piel delicada. Luego de haber lavado su cara, séquela suavemente con una toalla limpia, y evite frotarla duro.

No hay tarea muy difícil cuando se trata de la comida. Hay un número de alimentos conocidos por sus propiedades limpiadoras de la piel que, añadidos a una dieta diaria, le ayudarán a mejorar la calidad de la piel y reducir significativamente el acné. Junto con estas recetas, asegúrese de hacer mucho ejercicio, tener un buen cuidado de la piel y tomar mucho aire fresco.

Estudios han revelado que cambiar de la típica dieta

americana (pan planto y cereales de desayuno altamente procesados) a una dieta más saludable con granos enteros, carnes magras, frutas y vegetales, puede reducir significativamente el acné.

Para reducir el acné, es importante evitar muchos tipos de comida como las comidas rápidas, chatarras y alimentos de alto contenido glicémico.

Estas recetas le ayudarán a tener un sistema inmune más fuerte mediante una variedad de vitaminas y nutrientes. Alrededor de 20% de las personas sufren de acné durante sus 20 y 30 años, y la causa puede ser cualquier cosa desde estrés, fluctuaciones hormonales, nutrición y mucho más.

He creado estas recetas de comidas y jugos para prevenir y eliminar el acné. Estos jugos y comidas están basados en los alimentos mencionados antes, y le darán a su cuerpo exactamente lo que necesita para limpiarse y eliminar su problema de acné de una vez por todas. No espere para hacer un cambio en su vida. Empiece hoy y vea la diferencia en su piel.

94 RECETAS DE COMIDAS Y JUGOS PARA LIMPIAR EL ACNÉ: EL CAMINO RÁPIDO Y NATURAL PARA SUS PROBLEMAS DE ACNÉ

COMIDAS

1.   **Mezcla de Sandía**

Descripción:

La sandía es rica en vitamina A, B6 y C, que mantiene su piel fresca, suave e hidratada. Tiene alrededor de 92% de agua, y el agua es muy importante cuando se trata de la piel. También contiene una gran cantidad de licopeno. Algunos estudios muestran que el licopeno protege la piel contra las quemaduras y daño del sol. Esta es una deliciosa ensalada de verano y los ingredientes van muy bien juntos.

Ingredientes:

- 1/2 sandía grande sin semillas, en cubos de 1 pulgada
- 1 cebolla morada pequeña, en rodajas
- 1 taza hojas de albahaca frescas, en rodajas finas
- 1 taza cilantro fresco picado
- 1/2 taza hojas de menta trozadas

- 2 limas, exprimidas
- 1 (4 onzas) paquete de queso feta desmenuzado
- 3 cucharadas de aceite de oliva
- 2 cucharadas vinagre balsámico, o más a gusto
- sal y pimienta negra molida a gusto

¿Cómo prepararlo?

Mezclar la sandía, cebolla, albahaca, cilantro, menta, jugo de lima, queso feta, aceite de oliva, vinagre balsámico, sal y pimienta en un tazón grande.

Factores nutricionales:

Calorías: 177kcal, Grasas: 8g, Carbohidratos: 31.1g, Proteínas: 4g, Sodio: 112mg

2. Varas de Espárrago Grilladas

Descripción:

Lo especial de esta receta es que es tan simple de preparar. Contiene altas cantidades de vitamina C y muchos nutrientes que nutren la piel al mismo tiempo que previenen la resequedad, psoriasis y manchas. También es un limpiador poderoso para desintoxicad el hígado y curar el acné.

Ingredientes:

- 1 libra varas de espárragos frescas, recortadas
- 1 cucharada aceite de oliva
- sal y pimienta a gusto

¿Cómo prepararlo?

Precalentar el grill al máximo.

Cubrir los espárragos con aceite de oliva. Sazonar con sal y pimienta a gusto.

Grillar a fuego máximo por 2-3 minutos.

Factores nutricionales:

Calorías: 53kcal, Grasas: 3.5g, Carbohidratos: 4.4g, Proteínas: 2.5g, Sodio: 2mg

3. Semillas con Nueces

Descripción:

Las nueces brasileras son ricas en selenio, un antioxidante poderoso que parece ayudar a mejorar el acné protegiendo las células del daño inflamatorio y preservando la elasticidad de la piel.

Ingredientes:

- 2 cucharadas semillas de sésamo
- 55g (1/3 taza) granos de semillas de girasol
- 60g (1/3 taza) pepitas (granos de semillas de calabaza)
- 160g (1 taza) Nueces brasileras
- 2 cucharadas miel
- 1 1/2 cucharaditas comino molido
- Una pizca grande de chile molido

¿Cómo prepararlo?

Combinar las semillas y almendras en una sartén y revolver a fuego medio por 3-4 minutos, hasta que tuesten levemente.

Añadir la miel, comino y chile y cocinar, sacudiendo, por 1 minuto. Dejar enfriar.

Factores nutricionales:

Calorías: 327 kcal, Grasas: 26g, Carbohidratos: 11g, Proteínas: 11g, Sodio: 6.22mg

4. Brócoli al limón

Descripción:

El brócoli está repleto de componentes y nutrientes que son particularmente buenos para la limpieza del acné. ¡Una delicia para los amantes del brócoli con un sabor agridulce!

Ingredientes:

- 1 cabeza de brócoli fresca, cortada en floretes
- 1 cucharada aceite de oliva
- 2 cucharadas jugo de limón
- 1 cucharadita ralladura de limón
- 1/4 taza almendras plateadas blanqueadas

¿Cómo prepararlo?

Cocinar el brócoli hervido o al vapor hasta que ablande, unos 4 a 8 minutos. Colar

En una sartén pequeña, derretir el aceite de oliva a fuego medio/bajo. Remover del fuego, y añadir el jugo de limón, ralladura de limón y almendras. Verter sobre el brócoli y servir

Factores nutricionales:

Calorías: 170 kcal, Grasas: 15.2g, Carbohidratos: 7g, Proteínas: 3.7g, Sodio: 107mg, Colesterol: 31mg

5.   Radichetas Mexicanas

Descripción:

La radicheta es una excelente fuente de vitamina A, C, K, folato y colina. Estas vitaminas juegan un rol vital manteniendo las células de la piel revitalizadas y rejuvenecidas.

Ingredientes:

- 1 cucharada aceite de oliva

- 20-22 radicheta, puntas recortadas y por la mitad

- sal y pimienta negra molida a gusto

¿Cómo prepararlo?

Calentar el aceite de oliva en una sartén a fuego mínimo. Agregar las radicheta, y sazonar con sal y pimienta negra. Cocinar, revolviendo ocasionalmente, hasta que ennegrezcan y estén blandas, unos 10 minutos.

Factores nutricionales:

Calorías: 29 kcal, Grasas: 2.9g, Carbohidratos: 0.8g, Proteínas: 0.2g, Sodio: 29mg

6.   Sopa Secreta del Abuelo

Descripción:

El beta-caroteno se convierte en el cuerpo en vitamina A, otro de los nutrientes que ayuda a mejorar los beneficios del selenio para la piel. Y la batata es una comida rica en beta caroteno. Haga una fantástica sopa de batata usando solo seis ingredientes.

Ingredientes:

- 1 cucharada aceite de oliva
- 1 cebolla marrón pequeña en cubos
- 1kg batata naranja, sin piel, en trozos
- 2 zanahorias grandes, sin piel, en trozos
- 5 tazas caldo vegetal orgánico
- 1 taza hojas de albahaca frescas

¿Cómo prepararlo?

Calentar aceite en una sartén grande a fuego medio/alto. Cocinar la cebolla, revolviendo, por 3 minutos.

Añadir la batata, zanahoria y caldo. Sazonar con pimienta y tapar. Hervir, reducir el fuego a medio/bajo, y cocinar por 20 a 25 minutos, hasta que la zanahoria ablande. Remover del fuego y dejar enfriar por 5 minutos.

Añadir la albahaca y procesar hasta que quede homogénea. Retornar a la sartén a fuego mínimo y cocinar por 2 minutos. Servir.

Factores nutricionales:

Calorías: 265kcal, Grasas: 6g, Carbohidratos: 41g, Proteínas: 8g, Sodio: 1234mg

7.   Estofado de Ostras Frescas

Descripción:

Las ostras están repletas de zinc. El zinc representa un jugador mayor en la reparación de la piel que ayuda a crear colágeno, el cual provee soporte estructural a la misma. El zinc también tiene propiedades antioxidantes, y ha sido probado que es un nutriente protector a nivel celular.

Ingredientes:

- 1 cucharada aceite de oliva
- 1 taza apio picado
- 3 cucharadas chalotes picados
- 1 cuarto de crema mitad y mitad
- 2 (12 onzas) recipientes de ostras frescas, sin colar
- sal y pimienta negra molida a gusto
- 1 pizca pimienta cayena a gusto

¿Cómo prepararlo?

Cocinar el apio y chalotes hasta que ablanden.

Verter la crema en una olla grande a fuego medio/alto. Añadir la mezcla de apio y chalotes. Revolver continuamente.

Cuando la mezcla esté casi hirviendo, verter las ostras y su líquido a la olla. Sazonar con sal, pimienta y pimienta cayena. Revolver continuamente hasta que las ostras estén listas. Remover del fuego y servir.

Factores nutricionales:

Calorías: 228 kcal, Grasas: 51.1g, Proteínas: 12.7g, Sodio: 406mg

8.   Manzana Sorprendente

Descripción:

Las manzanas son la fuente más rica de ácido málico, un "ácido frutal" extraído de ellas. Los ácidos frutales son conocidos en el ámbito de salud como ácido alfa hidroxilo. El ácido málico es más benevolente que otros ácidos utilizados en belleza como el glicólico y salicílico. Promueve una piel más saludable, firme y rejuvenecida, renovando las células sin dañar la capa de la piel. Una ensalada muy sabrosa, suave y liviana, con un toque de dulzor.

Ingredientes:

- 4 tazas repollo rallado

- 1 taza zanahoria rallada

- 1 Manzana granny smith - sin piel, sin centro y bien rallada

- 2 cucharadas miel

- 1 cucharada azúcar negra

- 2 cucharaditas vinagre blanco

- 1 cucharada jugo de ananá (opcional)

- 2 cucharadas mayonesa

- 1 pizca de sal

- 1 cucharadita pimienta negra molida

¿Cómo prepararlo?

Poner el repollo rallado y la zanahoria en un tazón con la manzana. Sacudir para combinar.

En otro tazón, mezclar la miel, azúcar negra, vinagre, jugo de ananá y mayonesa, hasta que la miel y azúcar se disuelvan completamente.

Verter sobre la ensalada y sacudir para cubrir. Sazonar con sal y pimienta. Cubrir y refrigerar hasta servir.

Factores nutricionales:

Calorías: 99 kcal, Grasas: 3.8g, Carbohidratos: 17.1g, Proteínas: 1.1g, Sodio: 118mg

9. Pollo a la Nuez

Descripción:

Pruebe la combinación tentadora de un pollo blando y nueces brasileras tostadas en esta simple ensalada de verano. Las nueces son una buena adición a cualquier dieta para combatir el acné.

Ingredientes:

- 100g Nueces brasileras

- Spray de aceite de oliva, para engrasar

- 4 (250g cada uno) filetes de pechuga de pollo orgánicos

- 85g (1/2 taza) aceitunas rellenas de feta, en rodajas finas

- 2 cucharaditas ralladura de limón

- 1 puñado de perejil continental, sin hojas

- 60ml (1/4 taza) jugo de limón fresco

- 1 cucharada aceite de oliva extra virgen

¿Cómo prepararlo?

Precalentar el horno a 356°. Esparcir las nueces en una fuente y cocinar por 7 minutos, hasta que tuesten levemente. Dejar enfriar y trozar finamente.

Mientras tanto, rociar una sartén antiadherente con spray de aceite de oliva. Poner a fuego medio, añadir el pollo, y cocinar por 8-10 minutos de cada lado.

Combinar las nueces, aceitunas, ralladura de limón y perejil en un tazón. Rociar sobre el jugo de limón y el aceite para combinar.

Dividir la ensalada en platos. Cubrir con el pollo y servir.

Factores nutricionales:

Calorías: 350kcal, Grasas: 26g, Carbohidratos: 1.5g, Proteínas: 27g

10.   Ensalada De Berros

Descripción:

El berro es un poderoso agente limpiador, nutriendo la piel al mismo tiempo que ayuda a desechar toxinas y el exceso de fluido en el proceso.

Ingredientes:

- 1/2 taza arándanos agrios secos trozados
- 1/4 taza vinagre de vino tinto
- 1/4 taza vinagre balsámico
- 1 cucharada ajo picado
- 1 1/4 cucharaditas sal
- 1 taza aceite de oliva extra virgen
- 6 puñados de berro, lavados, secados y recortados
- 3 bulbos de hinojo, recortados, sin centro y en rodajas finas
- 3 cabezas pequeñas de radicchio, sin centro y en trozos
- 1 taza nueces pecanas, tostadas

¿Cómo prepararlo?

Combinar los arándanos, vinagre de vino tinto, vinagre

balsámico, ajo y sal en un tazón. Añadir el aceite de oliva batiendo.

En un tazón de ensalada grande, combinar el berro, hinojo, radicchio y nueces pecanas. Revolver la vinagreta y verterla sobre la ensalada. Sacudir y servir.

Factores nutricionales:

Calorías: 178kcal, Grasas: 15.4g, Carbohidratos: 8.9g, Proteínas: 3.1g, Sodio: 202mg

11.   El Favorito de los Conejos

Descripción:

Las zanahorias son altas en beta-caroteno, un antioxidante que es convertido a vitamina A dentro del cuerpo. Ayuda a reparar el tejido de la piel y protege contra los rayos solares dañinos.

Ingredientes:

- 1 libra zanahorias, en piezas de 2 pulgadas
- 2 cucharada aceite de oliva
- 1/4 taza azúcar negra en paquete
- 1 pizca sal
- 1 pizca pimienta negra molida

¿Cómo prepararlo?

Poner las zanahorias en una olla con agua salada. Hervir, reducir el fuego y cocinar por 20-30 minutos.

Colar las zanahorias, y reducir el fuego al mínimo y retornarlas a la olla. Agregar el azúcar y cocinar por 3-5 minutos más, hasta que burbujee. Servir caliente.

Factores nutricionales:

Calorías: 150kcal, Grasas: 6g, Carbohidratos: 24.5g, Proteínas: 1.2g, Sodio: 220mg

12.   Batatas Abolladas

Descripción:

Las batatas son una comida tan limpia para el acné como uno desearía encontrar. Contienen 6 gramos de azúcar por cada 100gr, pero las consecuencias malas del azúcar como el acné y la inflamación solo hacen efecto en ingestas grandes. Dependiendo de los nutrientes contra el acné que le falten, las batatas podrían volar la competencia por su alto contenido en vitamina A.

Ingredientes:

- 1kg batata naranja, sin piel, en cubos
- 2 cucharada aceite de oliva
- 1 cucharada vinagre balsámico
- Copos de sal, para sazonar

¿Cómo prepararlo?

Cocinar la batata en una olla de agua hirviendo con sal, a fuego medio/alto y por 10 minutos. Colar.

Retornar la batata a una cacerola tibia. Sacudir a fuego mínimo por 30 segundos para remover el exceso de humedad, y remover del fuego.

Aplastar la batata, y añadir aceite gradualmente. Sazonar con sal y pimienta, y rociar con vinagre.

Factores nutricionales:

Calorías: 364kcal, Grasas: 22g, Carbohidratos: 35g, Proteínas: 5g, Sodio: 101.51mg

13. Tomates Creativos

Descripción:

Los tomates pueden ayudar con la circulación de la sangre saludable. Una circulación saludable es vital para la salud de la piel, especialmente para aquellos con problemas de acné o manchas. Haga una ensalada de tomate refrescante, que es un perfecto acompañamiento para un asado o cena rostizada.

Ingredientes:

- 8 tomates medianos, en gajos finos
- 1 cebolla morada mediana, por la mitad, en rodajas finas
- 1/2 taza hojas de menta frescas
- 1/4 taza aceite de oliva
- 2 cucharadas de vinagre de vino tinto

¿Cómo prepararlo?

Combinar el tomate, cebolla y menta en un tazón. Poner el aceite y vinagre en una jarra. Sazonar con sal y pimienta. Asegurar la tapa y sacudir para combinar.

Rociar el aderezo sobre la ensalada.

Factores nutricionales:

Calorías: 48kcal, Grasas: 3.7g, Carbohidratos: 2g, Proteínas: 1g, Sodio: 17mg

14. Amistad Inusual

Descripción:

El atún está repleto de grasas con Omega-3, que ayudan a la salud de la piel. La batata es alta en vitamina, que puede ayudar a limpiar el acné. Mézclelos juntos y haga una torta para la familia.

Ingredientes:

- 1 300g batata naranja (kumara), sin piel, en trozos
- 1 x 425g lata de atún en salmuera, colado
- 2 huevos, levemente batidos
- 25g (1/4 taza) pan rallado
- Copos de sal y pimienta negra molida
- 1 cucharada aceite de oliva
- 4 rollos de pan crujiente

¿Cómo prepararlo?

Cocinar la batata en una cacerola grande con agua hirviendo con sal por 7-8 minutos. Colar y enfriar. Transferir a un tazón grande.

Aplastar la batata con un tenedor, y añadir el atún, huevo y pan rallado. Revolver hasta que esté bien combinado.

Sazonar con pimienta y dividir en 8 porciones. Formar hamburguesas.

Calentar el aceite en una sartén antiadherente grande a fuego medio/alto. Añadir las hamburguesas y cocinar por 3-4 minutos de cada lado. Remover del fuego, dividir en platos y sazonar con sal y pimienta. Servir con rollos de pan.

Factores nutricionales:

Calorías: 362kcal, Grasas: 11g, Carbohidratos: 37g, Proteínas: 28g, Sodio: 391.3mg, Colesterol: 146mg

15.   Coliflor Estrella de Película

Descripción:

Al asar la coliflor, se convierte en un bocadillo delicioso. Lo comerá como si fuese maíz inflado. Muy fácil de preparar y delicioso.

Ingredientes:

- 1 cucharada aceite de oliva

- 1/2 cucharadita sal de ajo

- 1 cabeza grande de coliflor, cortada en floretes pequeños

¿Cómo prepararlo?

Precalentar el horno a 400 grados.

Batir el aceite de oliva y sal de ajo en un tazón grande. Añadir la coliflor y sacudir para cubrir completamente. Esparcir en una fuente de hornear.

Cocinar por 15 a 18 minutos, hasta que dore.

Factores nutricionales:

Calorías: 83kcal, Grasas: 3.6g, Carbohidratos: 11.2g, Proteínas: 4.2g, Sodio: 290mg

16.   Palta Asiática

Descripción:

Las paltas están repletas de vitamina E, que es un ingrediente clave para combatir el acné. Además, son altas en fibra, lo que significa que mantienen el azúcar en sangre estable, mejoran su humor y ayudan a balancear las hormonas. Una forma simple y diferente de disfrutar las paltas.

Ingredientes:

- 1 palta
- 1/2 cucharadita ajo picado
- 1/2 cucharadita raíz de jengibre molida
- 1 cucharada aceite de oliva

¿Cómo prepararlo?

Mezclar el ajo, jengibre y aceite de oliva. Dejar reposar por 5 minutos.

Cortar la palta por la mitad y remover el carozo. Dividir la salsa entre las mitades de palta.

Factores nutricionales:

Calorías: 164kcal, Grasas: 15g, Carbohidratos: 9.1g,

Proteínas: 2.2g, Sodio: 157mg

17.   Batido Verde de Banana Para el Desayuno

Descripción:

Este batido está repleto de nutrientes y vitaminas. Es también perfecto si usted está apurado. En vez de miel, se puede utilizar jarabe de arce orgánico. Las bananas son buenas para la regularidad intestinal y saciedad. También ayudan a llegar a su fin de pérdida de peso, mantener su piel saludable, proveer nutrientes que regulan el ritmo cardíaco y compuestos vitamínicos para la salud ocular.

Ingredientes:

- 2 tazas hojas de espinaca bebé, o a gusto

- 1 banana

- 1 zanahoria, sin piel y en trozos grandes

- 3/4 taza yogurt griego entero sin grasa, o a gusto

- 3/4 taza hielo

¿Cómo prepararlo?

Poner la espinaca, banana, zanahoria, yogurt, hielo y miel en una licuadora. Pulsar hasta que esté homogéneo.

Factores nutricionales:

Calorías: 367kcal, Grasas: 0.8g, Carbohidratos: 77.4g,

Proteínas: 18.6g, Sodio: 168mg

18.　La Tomatina

Descripción:

Los tomates contienen antioxidantes que protegen contra los radicales libres que causan acné. El tomate repara el daño de la piel a nivel celular, y reduce la aparición de cicatrices de acné. Tome una brocheta de tomate fresco para servir en un asado mientras espera que se cocine la carne.

Ingredientes:

- 8 rebanadas gruesas de pan asado

- 1 diente de ajo, sin piel, por la mitad

- 2 cucharadas de aceite de oliva extra virgen

- 4 tomates maduros en cubos

- 1/2 taza hojas de albahaca, ralladas

- Copos de sal, para sazonar

¿Cómo prepararlo?

Precalentar el grill a fuego medio/alto. Grillar de ambos lados las rebanadas de pan hasta que estén tostadas. Cepillar un lado de cada rebanada con el ajo. Rociar con 1 cucharadita de aceite.

Verter los tomates encima del pan. Rociar con albahaca. Sazonar con sal y pimienta, y servir inmediatamente.

Factores nutricionales:

Calorías: 258kcal, Grasas: 11g, Carbohidratos: 30g, Proteínas: 7g, Sodio: 303.6mg

19.   Col Rizada al Ajo

Descripción:

Además de ser coronada como la "reina de los verdes" la col rizada también es la reina de la vitamina A. Comparada con cualquier otro vegetal de hojas verdes, la col tiene más de 100% del promedio requerido diario de vitamina A y C. Usualmente se la compara con las naranjas por su riqueza en vitaminas.

Ingredientes:

- 1 puñado de col rizada
- 2 cucharadas de aceite de oliva
- 4 dientes de ajo, molidos

¿Cómo prepararlo?

Romper las hojas de col en trozos del tamaño de un bocado. Desechar las ramas.

Calentar el aceite de oliva en una olla grande a fuego medio. Añadir el ajo y cocinar unos 2 minutos.

Agregar la col rizada y continuar cocinando y revolviendo hasta que esté color verde brillante y marchita, unos 5 minutos más.

Factores nutricionales:

Calorías: 120kcal, Grasas: 7.5g, Carbohidratos: 12.2g, Proteínas: 3.9g, Sodio: 49mg

20.   Brócoli Tostado

Descripción:

El brócoli es la comida perfecta para limpiar la piel. Contiene propiedades constructoras de salud como las vitaminas A, complejo B, C, E y K. Estos antioxidantes combaten el daño radical, que ayudará a la luminosidad de la piel.

Ingredientes:

- 2 tazas floretes de brócoli
- 1 pimiento amarillo, en rodajas
- 2 cucharaditas polvo de chile
- 1 cucharadita polvo de ajo
- sal y pimienta a gusto
- 1 cucharada aceite de oliva extra virgen

¿Cómo prepararlo?

Precalentar el horno a 400 grados.

Combinar el brócoli y pimiento en un tazón. Rociar los vegetales con polvo de chile, polvo de ajo, sal y pimienta. Verter aceite de oliva sobre los vegetales y organizar en una fuente de hornear plana.

Cocinar hasta que los vegetales estén blandos, unos 15 a 20 minutos.

Factores nutricionales:

Calorías: 69kcal, Grasas: 3.9g, Carbohidratos: 8g, Proteínas: 2.1g, Sodio: 815mg

21.   Arroz y Maíz

Descripción:

El arroz marrón es una fuente rica de vitamina B, proteína, magnesio y muchos antioxidantes. Para el acné, la vitamina B actúa como un combatiente del estrés, que ayuda a regular los niveles de hormonas y prevenir las roturas de piel.

Ingredientes:

- 2 tazas de agua
- 1 taza arroz marrón
- 1 cucharada aceite de oliva
- 1/2 cucharadita sal
- 1 taza granos de maíz
- 1/2 cucharadita cilantro seco
- 1/2 cucharadita semillas de comino

¿Cómo prepararlo?

Mezclar el agua, arroz, aceite de oliva y sal en una cacerola, y hervir. Añadir el maíz, cilantro y comino.

Reducir el fuego y cocinar por 45 a 60 minutos, hasta que el líquido se haya evaporado.

Factores nutricionales:

Calorías: 133kcal, Grasas: 32g, Carbohidratos: 24.4g, Proteínas: 2.7g, Sodio: 198mg

22.   Señor Hinojo

Descripción:

Si usted está buscando el perfecto limpiador natural de piel, coma hinojo. Este vegetal puede mejorar su digestión, reducir la hinchazón y ayudar a excretar el exceso de fluidos y toxinas de su piel.

Ingredientes:

- 1 cucharadita aceite de oliva
- 3 zanahorias, ralladas
- 1 bulbos de hinojo, recortados y en cubos
- 1/2 cucharadita cilantro molido
- 1/4 cucharadita semillas de hinojo
- 1/3 taza crema pesada

¿Cómo prepararlo?

Calentar el aceite de oliva en una sartén a fuego medio. Añadir las zanahorias e hinojo y sazonar con cilantro y semillas de hinojo.

Cocinar hasta que ennegrezcan. Añadir la crema pesada y reducir el fuego al mínimo. Cocinar por 5 minutos hasta que la crema se haya absorbido en las zanahorias e hinojo.

Servir caliente.

Factores nutricionales:

Calorías: 83kcal, Grasas: 3.6g, Carbohidratos: 11.2g, Proteínas: 4.2g, Sodio: 290mg

23. Ensalada Frutal de Salmón Rojo

Descripción:

El salmón es uno de los mejores alimentos para limpiar el acné. Es rico en omega-3, que no solo ayudan a liberarse del acné, sino que mejoran su humor y estabilizan sus hormonas.

Ingredientes:

- 1 (16 onzas) salmón rojo, colado y desmenuzado
- 1 limón exprimido
- 1/2 taza pasas doradas
- 1 manzana, sin centro y cortada
- 1 1/2 tallos de apio, en trozos finos
- 1/3 taza mayonesa, o a gusto
- 1/4 cucharadita copos de pimienta roja aplastados

¿Cómo prepararlo?

Combinar el salmón rojo y jugo de limón en un tazón. Mezclar bien.

Añadir las pasas doradas, manzana, apio, mayonesa y copos de pimienta roja. Mezclar.

Factores nutricionales:

Calorías: 368kcal, Grasas: 20.9g, Carbohidratos: 21.2g, Proteínas: 25g, Sodio: 664mg

24.   Rollo Al Huevo

Descripción:

La lechuga podría ayudar a prevenir granos y controlar el acné por su alto contenido de cromo. Los huevos contienen vitamina B. Haga su delicioso bocadillo con estos ingredientes.

Ingredientes:

- 4 huevos hervidos, pelados
- 2 cucharadas mayonesa de huevo entero
- 8 rebanadas grandes de pan multi-granos
- 2 tazas lechuga iceberg finamente rallada

¿Cómo prepararlo?

Trozar los huevos. Poner en un tazón. Añadir la mayonesa, sal y pimienta. Aplastar con un tenedor para combinar.

Remover las costras del pan. Usando un palo de amasar, aplastar el pan. Esparcir 1 ½ cucharada de la mezcla de huevo sobre la rebanada, dejando un borde de 1cm en un lado. Cubrir con lechuga. Enrollar y asegurar con film antiadherente. Refrigerar.

Factores nutricionales:

Calorías: 154kcal, Grasas: 7.8g, Carbohidratos: 13.9g, Proteínas: 6.4g, Sodio: 205mg, Colesterol: 113mg

25.   Repollo

Descripción:

El sulfuro es considerado como el "mineral de la naturaleza para la belleza". Por su efecto resecador, juega un rol importante en el secado del acné. Además, es vital para la síntesis de queratina, una proteína esencial para un cabello, uñas y piel saludables. También ayuda a limpiar la sangre y remover las bacterias y toxinas del cuerpo. Por suerte para nosotros, el repollo posee mucho sulfuro.

Ingredientes:

- 1 cucharada aceite de oliva
- 2 cebollas, en trozos
- 1 tallo de apio, en trozos
- 2 dientes de ajo, en trozos
- 1 cabeza de repollo mediana, en cubos
- 1 (14.5 onzas) lata de tomates estofados, con líquido
- sal y pimienta a gusto

¿Cómo prepararlo?

Saltear la cebolla, apio y ajo por 3 a 5 minutos. Añadir el repollo y reducir el fuego al mínimo. Cocinar por 15 minutos.

Verter los tomates y sazonar con sal y pimienta a gusto. Tapar y cocinar a fuego medio por 30 a 40 minutos, o hasta que el repollo ablande.

Factores nutricionales:

Calorías: 200kcal, Grasas: 11.9g, Carbohidratos: 23.1g, Proteínas: 4.4g, Sodio: 331mg

26.　Ensalada Para Toda Estación

Descripción:

Una ensalada fácil y sabrosa, perfecta para cualquier temporada, con bayas, nueces y verdes. Los arándanos pueden ser un remedio excelente para el acné. Pruebas de laboratorio han probado que los arándanos silvestres tienen la mayor capacidad antioxidante entre todas las frutas.

Ingredientes:

- 1 (10 onzas) paquete de verdes de ensalada mixtos
- 1 pinta arándanos frescos
- 1/4 taza nueces
- 1/2 taza aderezo de vinagreta de frambuesa para ensalada
- 1/4 taza queso feta despedazado

¿Cómo prepararlo?

Mezclar los verdes de ensalada con los arándanos, nueces y vinagreta de frambuesa en un tazón grande.

Cubrir con queso feta y servir.

Factores nutricionales:

Calorías: 128kcal, Grasas: 5.8g, Carbohidratos: 17.6g, Proteínas: 3.4g, Sodio: 420mg

27.   Poder de Coliflor

Descripción:

La familia de vegetales brassica es especialmente importante porque contienen componentes extra que ayudan a capturar y remover estrógenos extra del torrente sanguíneo, ayudando a reducir el acné. Esta familia de vegetales incluye la coliflor.

Ingredientes:

- 1 cabeza de coliflor, cortada en floretes
- 1 cucharada aceite de oliva
- 1 cebolla dulce pequeña, en cubos
- 1 diente de ajo, picado
- 9 aceitunas Kalamata sin carozo
- 1 cucharadita perejil seco
- sal a gusto
- 1 ralladura de limón

¿Cómo prepararlo?

Cortar la coliflor en trozos muy pequeños como cuscús o arroz.

Añadir la cebolla y ajo a una sartén, y cocinar revolviendo hasta que la cebolla ablande, unos 2 minutos.

Agregar la coliflor y cocinar a fuego medio por 40 minutos. Revolver cada 5 minutos hasta que dore.

Añadir las aceitunas Kalamata, perejil, sal y ralladura de limón.

Factores nutricionales:

Calorías: 118kcal, Grasas: 9.3g, Carbohidratos: 8.2g, Proteínas: 2.4g, Sodio: 176mg

28.   Omelette de Claras de Huevo

Descripción:

La vitamina E antioxidante ayuda a sanar la piel del daño y cicatrices causados por el acné. No es fácil obtener mucha vitamina E en una dieta baja en grasas, pero el huevo, aceites vegetales y granos enteros son buenas fuentes. Haga un omelette con espinaca como desayuno y empiece un nuevo día.

Ingredientes:

- spray de aceite de oliva
- 2 cebollas verdes, en rodajas
- 50g espinaca bebé
- 1 cucharada eneldo fresco en trozos
- sal marina y pimienta negra molida
- 3 claras de huevo

¿Cómo prepararlo?

Rociar una sartén antiadherente con aceite de oliva. Añadir la cebolla verde, espinaca y eneldo y cocinar a fuego medio hasta que la espinaca marchite. Remover y sazonar con sal marina y pimienta negra.

Rociar la sartén nuevamente con aceite. En un tazón, batir las claras de huevo con una batidora eléctrica hasta que se formen picos suaves.

Agregar las claras de huevo a la sartén y cocinar a fuego medio por 2 minutos. Añadir la espinaca en la mitad del omelette y cocinar 3 minutos más.

Doblar el omelette y servir inmediatamente.

Factores nutricionales:

Calorías: 56kcal, Carbohidratos: 2g, Proteínas: 11g, Sodio: 151.51mg

29. Guardianes de la Piel

Descripción:

El espárrago es un limpiador poderoso para desintoxicar el hígado y curar el acné. Repleto de muchos nutrientes, incluyendo la vitamina E.

Ingredientes:

- 1 libra espárragos frescos, recortados y en piezas de 1 pulgada
- 1/2 taza nueces pecanas, trozadas
- 2 cabezas de lechuga morada, lavada y despedazada
- 1/2 taza frijoles verdes, descongelados
- 1/4 libra salmón ahumado orgánico, en trozos de 1 pulgada
- 1/4 taza aceite de oliva
- 2 cucharadas jugo de limón
- 1 cucharadita Mostaza de Dijon
- 1/2 cucharadita sal
- 1/4 cucharadita pimienta

¿Cómo prepararlo?

Hervir una olla con agua. Poner los espárragos y cocinar por 5 minutos. Colar y dejar a un lado.

Poner las nueces pecanas en una sartén a fuego medio. Cocinar por 5 minutos, revolviendo frecuentemente.

En un tazón grande, mezclar los espárragos, nueces pecanas, lechuga, guisantes y salmón.

En otro tazón, mezclar el aceite de oliva, jugo de limón, mostaza de Dijon, sal y pimienta. Verter sobre la ensalada y mezclar.

Factores nutricionales:

Calorías: 159kcal, Grasas: 12.9g, Carbohidratos: 7g, Proteínas: 6g, Sodio: 304mg

30.   Bomba de Vitaminas

Descripción:

Los frijoles verdes contienen carotenoides luteína, beta-caroteno, neolatina y violaxantina, que ayudan a impulsar la habilidad de la piel para combatir el envejecimiento. También tienen una gran capacidad antioxidante, como también vitamina C, A, K, calcio, potasio, folato y pocas cantidades de fibra, proteína y hierro.

Ingredientes:

- 1 1/2 libras frijoles verdes, recortados y en piezas de 2 pulgadas
- 1 1/2 tazas de agua
- 1 cucharada aceite de oliva
- 1 cucharada azúcar
- 3/4 cucharadita sal de ajo
- 1/4 cucharadita pimienta
- 1 1/2 cucharaditas albahaca fresca en trozos
- 2 tazas tomates cherry en mitades

¿Cómo prepararlo?

Poner los frijoles y agua en una cacerola grande. Cubrir y

hervir. Bajar el fuego y cocinar unos 10 minutos. Colar y dejar a un lado.

Añadir el azúcar, sal de ajo, pimienta y albahaca en una sartén. Agregar los tomates y cocinar revolviendo hasta que ablanden. Verter la salsa de tomate sobre los frijoles y sacudir para mezclar.

Factores nutricionales:

Calorías: 122kcal, Grasas: 8g, Carbohidratos: 12.6g, Proteínas: 2.6g, Sodio: 294mg

31.   Naranjas Oportunistas

Descripción:

La naranja está repleta de vitamina C. Estas bombas jugosas no lo curarán de las roturas, pero al fortalecer las paredes celulares, puede protegerlo de la formación de cicatrices que las manchas pueden causar.

Ingredientes:

- 4 naranjas grandes, sin piel, sin semillas, en rodajas de 2cm
- 1 cebolla morada, en rodajas finas
- 3 cucharadas perejil de hoja plana, picado fino
- 1/4 taza (60ml) aceite de oliva
- 1 cucharada jugo de naranja
- 2 cucharadas pistachos, para servir

¿Cómo prepararlo?

Poner las naranjas en una fuente. Rociar con cebolla y perejil. Combinar el aceite, jugo y agua, y sazonar.

Aderezar la ensalada justo antes de servir y sazonar con pimienta negra. Decorar con nueces.

Factores nutricionales:

Calorías: 123kcal, Grasas: 8g, Carbohidratos: 9g, Proteínas: 2g, Sodio: 6.06mg

32. Ananá Primero

Descripción:

El jugo de ananá es el depósito de vitamina C, bromelina y antioxidantes. También es uno de los mejores remedios caseros para mejorar la hidratación de la piel, al mismo tiempo que hace su piel más clara y bella. El ananá grillado es simple y bueno.

Ingredientes:

- 1 ananá fresco, sin piel, sin centro y en anillos de 1 pulgada
- 1/4 cucharadita miel
- 3 cucharada aceite de oliva
- 1 pizca de salsa de pimienta picante
- sal a gusto

¿Cómo prepararlo?

Poner el ananá en una bolsa plástica grande. Añadir la miel, aceite de oliva, salsa de pimienta y sal. Sellar la bolsa y sacudir para cubrir. Marinar por 30 minutos, o mejormente por la noche.

Precalentar un grill al máximo y aceitar. Grillar el ananá por

2-3 minutos de cada lado.

Factores nutricionales:

Calorías: 46kcal, Grasas: 2.9g, Carbohidratos: 5.3g, Proteínas: 0.2g, Sodio: 23mg

33.   Ensalada de Diente de León

Descripción:

¿Sabía usted que el diente de león no solo es una flor bella, sino que también tiene muchos beneficios? El diente de león contiene una gran cantidad de nutrientes incluyendo vitaminas A, B2, C y D, y minerales como el potasio, calcio, sodio, fósforo y hierro. También es la fuente vegetal más rica en beta-carotenos. Añada diente de león a su comida y dele a su piel un impulso enorme que también ayuda con eczema y psoriasis.

Ingredientes:

- 1/2 libra hojas de diente de león desgarradas
- 1/2 cebolla morada, en trozos
- 2 tomates, en trozos
- 1/2 cucharadita albahaca seca
- sal y pimienta a gusto

¿Cómo prepararlo?

Mezclar los dientes de león, cebolla morada y tomates en un tazón mediano. Sazonar con albahaca, sal y pimienta.

Factores nutricionales:

Calorías: 42kcal, Grasas: 0.5g, Carbohidratos: 9g, Proteínas: 2.3g, Sodio: 192mg

34.   Frutas Danzantes

Descripción:

Esta ensalada de fruta va muy bien con salmón asado. El pomelo rosado refresca la piel y los aminoácidos presentes en él hacen la piel más firme y suave.

Ingredientes:

- 1/2 pomelo rosado grande, sin piel ni membranas
- 1 taza arándanos
- 2 cucharadas cebolla morada picada
- 2 cucharadas cilantro fresco picado
- 1 cucharada jugo de lima
- 1 pimiento jalapeño, en trozos
- 1 cucharadita miel

¿Cómo prepararlo?

Cortar el pomelo en cubos y transferir a un tazón grande.

Añadir los arándanos, cebolla, cilantro, jugo de lima, pimiento jalapeño y mie. Mezclar bien.

Factores nutricionales:

Calorías: 46kcal, Grasas: 0.2g, Carbohidratos: 11.6g,

Proteínas: 0.7g, Sodio: 1mg

35.   La Sandía Toma la Delantera

Descripción:

La sandía es baja en azúcar, con solo 6 gramos cada 100gr, y más importante, tiene un efecto único mejorador del acné. La sandía tiene una habilidad poderosa para ayudar a su cuerpo con el proceso de sanado de heridas.

Ingredientes:

- 1 naranja grande

- 185ml (3/4 taza) agua

- 70g (1/3 taza) azúcar caster

- 1 cucharadita ajos enteros

- 1 cucharadita semillas de cardamomo

- 1 vara de canela, por la mitad

- 800g sandía sin semillas, sin piel, en rodajas finas

- yogurt orgánico, para servir

¿Cómo prepararlo?

Remover la cáscara de la naranja. Exprimirla y desechar la pulpa.

Mezclar el jugo de naranja, ralladura, agua, azúcar, ajo,

cardamomo y canela en una sartén a fuego medio. Hervir, y cocinar por 8 minutos, o hasta que se haya reducido a la mitad. Dejar enfriar. Colar en una jarra, y desechar el ajo, semillas de cardamomo y canela. Poner el jarabe en la nevera.

Dividir la sandía en vasos. Verter el jarabe encima y cubrir con la ralladura. Servir con yogurt.

Factores nutricionales:

Calorías: 217kcal, Grasas: 6.5g, Carbohidratos: 36g, Proteínas: 4.5g

36.   Sopa Completa

Descripción:

Se cree que las zanahorias tienen propiedades desintoxicantes y mejoran el sistema inmune, lo que permite que su cuerpo combata el acné antes de que ocurran los granos y ayuda a su piel a recuperarse.

Ingredientes:

- 1 1/2 cucharadas de aceite de oliva

- 1 taza puerro en rodajas finas (solo parte blanca)

- 1/2 cebolla blanca grande, en cubos (una taza)

- 2 1/2 libras zanahorias orgánicas, en trozos

- 2 tazas caldo vegetal orgánico

- 1 cucharada limón fresco en trozos (o 2 cucharaditas secas, atadas en un trozo de estopilla)

- 3 1/2 cucharaditas jengibre fresco molido

- 1 taza jugo de zanahoria fresco

- 1/2 taza crema agria liviana, más 4 cucharaditas para decorar

- Pimienta negra molida

- 1 cucharada cebollines en trozos

¿Cómo prepararlo?

Calentar el aceite en una olla grande a fuego máximo. Cocinar los puerros y cebolla por 2-3 minutos.

Añadir las zanahorias y 2 cucharadas de agua. Cocinar, tapado, por 10 minutos.

Agregar el caldo, limón y jengibre. Continuar cocinando por 30 minutos.

Dejar enfriar la mezcla por 10 minutos y verter en una procesadora. Pulsar, añadir el jugo de zanahoria, y tamizar. Desechar la pulpa.

Añadir la crema agria y 2 cucharaditas de jengibre. Revolver bien.

Calentar por 3-4 minutos a fuego medio/bajo. Sazonar con pimienta y dividir en 4 tazones. Decorar con cebollines y 1 cucharadita de crema agria.

Factores nutricionales:

Calorías: 273kcal, Grasas: 9g, Carbohidratos: 43.5g, Proteínas: 6.7g

37.   Ensalada de Col Fantástica

Descripción:

Las manzanas son una buena fuente de bioflavonoides y vitaminas, que ayudan a mantener la salud de la piel. Añádalas a su receta de ensalada de col y haga un cambio bueno.

Ingredientes:

- 2 tazas manzanas verdes, sin centro y en juliana
- 2 tazas colinabo, sin piel y en juliana
- 1-2 cucharada jugo de limón fresco
- ⅛ cucharadita sal
- ⅛ cucharadita pimienta negra
- ½ taza dip de fruta orgánica

¿Cómo prepararlo?

Cortar las manzanas en juliana y cubrirlas con 2 cucharadas de jugo de limón fresco.

Mezclar el colinabo con las manzanas, y sazonar con sal, pimienta y dip de fruta orgánica.

Mezclar bien.

Factores nutricionales:

Calorías: 113.4kcal, Grasas: 2.9g, Carbohidratos: 20.6g, Proteínas: 4.1g

38.   Manzana Alfa

Descripción:

Las manzanas tienen muchas propiedades que las hacen excelentes para la piel. También están repletas de fibra, que ayuda a mantener una buena digestión (un aspecto crucial de la piel saludable). La mejor parte del otoño son las manzanas, que son el corazón de esta receta orgánica.

Ingredientes:

- 1½ tazas harina sin blanquear
- ¼ taza harina de lino
- 1 cucharada polvo de hornear
- ¼ cucharadita sal
- 1 cucharadita canela (opcional)
- 2 cucharadas de su endulzante favorito
- 1 cucharadita vainilla
- 2 huevos, batidos
- 2 tazas leche de almendra
- 3 cucharadas de aceite de cocina
- 2 manzanas en trozos
- Chorro de limón

- 2 cucharaditas canela

- Aceite de coco

- Polvo sucanat orgánico

¿Cómo prepararlo?

Mezclar los ingredientes secos y dejar a un lado.

Cortar la manzana en trozos pequeños. Añadir 1 chorro de limón y revolver. Agregar la canela y dejar a un lado.

Añadir los ingredientes húmedos a los secos. Revolver.

Calentar el horno a medio. Usando un cepillo, poner aceites en moldes de magdalenas y verter la masa hasta la mitad.

Agregar 1 cucharada de relleno de manzana y cubrir con más masa.

Llevar al horno y cuando empiecen a burbujear, darlos vuelta usando pinchos de madera. Luego de 1-2 minutos, remover del horno.

Dejar enfriar antes de servir.

Factores nutricionales:

Calorías: 264kcal, Grasas: 9.2g, Carbohidratos: 38.8g, Proteínas: 7.6g

39.   Sopa de Garbanzos

Descripción:

Los copos de avena son una buena fuente de zinc para personas con acné, porque son bajas en iodina a diferencia de muchas otras fuentes. Las propiedades combatientes del acné del zinc son creídas que resultan de su habilidad de reducir la inflamación y matar bacterias asociadas con el acné. Además, el zinc juega un rol en la síntesis de proteína y formación de colágeno, ambos necesarios para una piel saludable.

Ingredientes:

- 3 cucharadas de aceite de oliva

- 1 taza copos de avena

- 5 tomates grandes, por la mitad y en rodajas

- 1/3 taza cebolla, en trozos

- 1 diente de ajo en trozos

- 3 tazas de agua, dividida

- 1/2 puñado de cilantro fresco

- 2 cucharaditas gránulos de caldo de pollo

- 1/2 cucharadita sal

¿Cómo prepararlo?

Calentar una sartén profunda a fuego medio/bajo. Verter el aceite de oliva y añadir los copos de avena. Cocinar hasta que estén tostados.

En una licuadora, combinar los tomates, cebolla, ajo, 1 taza de agua y cilantro. Pulsar hasta que esté homogéneo. Verter en la sartén y añadir las 2 tazas de agua restantes. Hervir, y agregar la sal y caldo de pollo. Tapar y cocinar por 15 minutos.

Factores nutricionales:

Calorías: 218kcal, Grasas: 12.1g, Carbohidratos: 24.6g, Proteínas: 5.2g, Sodio: 493mg

40. Fiesta de Frutas

Descripción:

Repleto de vitaminas, un batido excelente que mantiene el acné lejos.

Ingredientes:

- 4 cubos de hielo
- 1/4 ananá fresco - sin piel, sin centro y en cubos
- 1 banana grande, en trozos grandes
- 1 taza jugo de ananá o manzana

¿Cómo prepararlo?

Poner los cubos de hielo, ananá, banana y jugo de ananá en una licuadora. Pulsar hasta que esté suave.

Factores nutricionales:

Calorías: 313kcal, Grasas: 0.9g, Carbohidratos: 78.7g, Proteínas: 3g, Sodio: 10mg

41. Ensalada Repelente del Acné

Descripción:

La espinaca es dulce, blanca y simple de añadir a cualquier plato, y también es rica en vitamina E, hierro y proteína. Los arándanos agrios son una forma excelente e combatir el acné. La inflamación es un jugador clave en el acné. Cuanto más penetre un grano, peor será. Los arándanos agrios contienen fitoquímicos que tienen propiedades antiinflamatorias potentes.

Ingredientes:

- 1 cucharada aceite de oliva

- 3/4 taza almendras, blanqueadas y asadas

- 1 libra espinaca, lavada y en trozos del tamaño de un bocado

- 1 taza arándanos agrios secos

- 2 cucharadas semillas de sésamo tostadas

- 1 cucharada semillas de amapola

- 1/2 taza azúcar blanca

- 2 cucharaditas cebolla picada

- 1/4 cucharadita pimentón

- 1/4 taza vinagre de vino blanco

- 1/4 taza vinagre de sidra

- 1/2 taza aceite vegetal

¿Cómo prepararlo?

En una sartén mediana, cocinar y revolver las almendras en aceite de oliva hasta que estén tostadas.

En un tazón mediano, batir las semillas de sésamo, semillas de amapola, azúcar, cebolla, pimentón, vinagres y aceite vegetal. Mezclar con la espinaca antes de servir.

En un tazón grande, combinar la espinaca con las almendras tostadas y arándanos agrios.

Factores nutricionales:

Calorías: 338kcal, Grasas: 25g, Carbohidratos: 30g, Proteínas: 4.9g, Sodio: 58mg

42.   Cebada Primavera

Descripción:

la cebada es uno de los mejores granos para consumir si su piel es propensa al acné, ya que tiene el índice glicémico más bajo. También es rica en aminoácidos, carbohidratos y grasas dietarias.

Ingredientes:

- 4 tazas caldo de pollo orgánico, bajo en grasa y sodio
- 2 dientes de ajo, molidos
- 1/2 taza cebolla morada, picada
- 1/2 taza zanahorias en cubos
- 1 taza cebada perlada
- 1/2 taza calabacín en cubos
- 2 cucharadas perejil fresco en trozos
- 1 cucharadita aceite de oliva
- 1 cucharada jugo de limón
- sal y pimienta a gusto

¿Cómo prepararlo?

Calentar ¼ taza de caldo en una cacerola a fuego

medio/alto. Añadir el ajo y cebolla, y saltear por 5 minutos. Agregar las zanahorias y cocinar 5 minutos más.

Añadir el caldo restante y hervir. Agregar la cebada, bajar el fuego, y cocinar unos 50 minutos, hasta que el líquido se haya absorbido casi completamente.

Agregar el calabacín, perejil, aceite y jugo de limón. Cocinar 5 minutos más, y sazonar con sal y pimienta.

Factores nutricionales:

Calorías: 150kcal, Grasas: 1.4g, Carbohidratos: 29.9g, Proteínas: 5.4g, Sodio: 271mg

43.   Plato Saludable

Descripción:

Los champiñones tiene una alta cantidad de vitamina D y otros antioxidantes que limitan la producción excesiva de aceite, que son buenos para su piel. Los champiñones también son utilizados en muchas cremas anti acné.

Ingredientes:

- 1/2 libra frijoles verdes frescos, en tiras de 1 pulgada

- 2 zanahorias, en tiras gruesas

- 1 cucharada aceite de oliva

- 1 cebolla, en rodajas

- 1/2 libra champiñones frescos, en rodajas

- 1 cucharadita sal

- 1/2 cucharadita sal sazonada

- 1/4 cucharadita sal de ajo

- 1/4 cucharadita pimienta blanca

¿Cómo prepararlo?

Poner los frijoles y zanahorias en 1 pulgada de agua hirviendo. Cubrir y cocinar hasta que ablanden. Colar.

Saltear las cebollas y champiñones hasta que ablanden. Reducir el fuego, cubrir y cocinar 3 minutos más. Añadir los frijoles, zanahorias, sal, sal sazonada, sal de ajo y pimienta blanca. Cubrir y cocinar 5 minutos más a fuego medio.

Factores nutricionales:

Calorías: 103kcal, Grasas: 7.9g, Carbohidratos: 7.7g, Proteínas: 1.9g, Sodio: 610mg

44.   Sensación Dulce

Descripción:

La manzana está llena de vitaminas A y C, calcio, hierro, fósforo y potasio.

Ingredientes:

- 5 manzanas medianas para hornear

- 1 cucharadita canela molida

- 3 onzas nueces pecanas crudas, en trozos

- 1/4 taza arándanos agrios secos

- 1 cucharada aceite de oliva

- 2/3 taza agua (para la salsa)

- 1/4 taza jarabe de arce (para la salsa)

- 1/4 taza ron (para la salsa)

¿Cómo prepararlo?

Precalentar el horno a 350°.

Limpiar y remover el centro de las manzanas.

Remover parte de la pulpa de la manzana, para hacer un hueco.

Mezclar las nueces pecanas, canela, arándanos, y rellenar las manzanas con esta mezcla. Cubrir cada manzana con 1 cucharadita de aceite de oliva. Poner en una fuente de hornear. En un tazón pequeño, combinar le agua, jarabe de arce y ron. Mezclar bien.

Verter la mezcla sobre las manzanas y hornear por 45 minutos.

Verter la salsa sobre las manzanas varias veces mientras se cocinan.

Una vez listas, remover la salsa de la fuente y verter en una sartén. Hervir hasta que espese y añadir los copos de avena. Verter sobre las manzanas y servir.

Factores nutricionales:

Calorías: 153.3kcal, Grasas: 8.2g, Carbohidratos: 19.7g, Proteínas: 0.9g

45.   Contraataque de Maíz Bebé

Descripción:

La maicena es útil para calmar irritaciones y erupciones cutáneas.

Ingredientes:

- 2 cucharadas de aceite de cocina

- 3 dientes de ajo, molidos

- 1 cebolla, en cubos

- 8 maíz bebé fresco, en rodajas

- 2/3 libra champiñones frescos, en rodajas

- 1 cucharada salsa de pescado orgánica

- 1 cucharada salsa de ostras orgánica

- 2 cucharaditas maicena

- 3 cucharadas de agua

- 1 pimiento rojo, en rodajas

- 1/4 taza cilantro fresco picado

¿Cómo prepararlo?

Calentar el aceite en una sartén grande a fuego medio. Cocinar el ajo hasta que ennegrezca, unos 5 a 7 minutos.

Añadir la cebolla y maíz y cocinar 5 a 7 minutos más. Agregar los champiñones y cocinar 2 minutos más. Verter la salsa de pescado, salsa de ostras y revolver.

Batir la maicena y agua en un tazón pequeño hasta que se disuelva. Verter en la mezcla de champiñones. Cocinar y revolver hasta que espese. Transferir a un plato y decorar con pimiento rojo y cilantro para servir.

Factores nutricionales:

Calorías: 49kcal, Grasas: 0.9g, Carbohidratos: 8.3g, Proteínas: 3.4g, Sodio: 448mg

46. Ensalada Energética

Descripción:

Para una comida rápida y saludable, pruebe nuestra receta de pollo y cebada. La cebada orgánica es uno de los mejores granos para consumir si su piel es propensa a tener acné.

Ingredientes:

- 1 taza cebada perlada orgánica
- 2 (250g cada uno) filetes de pechuga de pollo orgánicos, recortados
- 1 cucharada granos de pimienta negra enteros
- 1 cebolla marrón, por la mitad
- 4 cebollas verdes, recortadas, parte blanca en rodajas finas
- 1/2 taza tiras de pimiento rojo tostado
- 75g cohete bebé fresco
- 2 cucharadas piñones, tostados
- 2 cucharadas jugo de limón (para aderezar)
- 2 cucharaditas de aceite de oliva (para aderezar)
- 2 cucharaditas comino molido (para aderezar)

- 1 cucharadita miel (para aderezar)

¿Cómo prepararlo?

Poner la cebada en un tazón. Cubrir con agua caliente. Dejar reposar 30 minutos, colar y transferir a una cacerola grande. Añadir 6 tazas de agua fría. Hervir a fuego máximo, reducir al mínimo y cocinar por 25-30 minutos. Lavar sobre agua fría, colar y transferir a un tazón grande.

Mientras tanto, poner el pollo, granos de pimienta y cebolla en una sartén grande. Añadir 5 tazas de agua, cubrir parcialmente y hervir. Reducir el fuego y cocinar por 5-7 minutos. Remover del fuego y dejar reposar 5 minutos. Remover el pollo de la mezcla y desechar la cebolla. Rallar el pollo.

Añadir el pollo a la cebada, junto con la cebolla verde, pimiento, cohete y piñones. Sazonar con pimienta.

Para el aderezo. Poner el jugo de limón, aceite, comino y miel. Tapar y sacudir para combinar. Verter sobre la ensalada y revolver.

Factores nutricionales:

Calorías: 397kcal, Grasas: 10.9g, Carbohidratos: 36.5g, Proteínas: 34.3g, Sodio: 90mg, Colesterol: 81mg

JUGOS

1.   Jugo de Manzana y Albahaca

Ingredientes:

1 manzana Granny Smith mediana sin centro

1 taza de albahaca fresca, en trozos

2 tazas de brócoli, en trozos

1 taza de hinojo, en trozos

1 onza de agua

Preparación:

Lavar la manzana y cortarla por la mitad. Remover el centro y trozar. Dejar a un lado.

Lavar la albahaca bajo agua fría. Colar y trozar. Dejar a un lado.

Lavar el brócoli y recortar las hojas externas. Trozar y rellenar un vaso medidor. Reservar el resto. Dejar a un lado.

Recortar los tallos de hinojo y capas marchitas. Lavar y trozarlo. Rellenar un vaso medidor y reservar el resto. Dejar a un lado.

Combinar la manzana, albahaca, brócoli e hinojo en una juguera, y pulsar. Transferir a un vaso y añadir el agua.

Refrigerar 5 minutos antes de servir.

Información nutricional por porción: Kcal: 140, Proteínas: 7.7g, Carbohidratos: 41.8g, Grasas: 1.3g

2. Jugo de Arándanos y Limón

Ingredientes:

1 taza de arándanos

1 limón entero

2 pimientos rojos medianos, en trozos

1 gajo grande de melón dulce

Preparación:

Lavar los arándanos bajo agua fría. Colar y dejar a un lado.

Pelar el limón y cortarlo por la mitad. Dejar a un lado.

Lavar los pimientos y cortarlos por la mitad. Remover las semillas y trozar. Dejar a un lado.

Cortar el melón por la mitad. Remover las semillas. Cortar gajos grandes y pelarlos. Trozar y poner en un tazón. Refrigerar el resto.

Procesar los arándanos, limón, pimientos y melón en una juguera.

Transferir a un vaso y añadir hielo.

Servir inmediatamente.

Información nutricional por porción: Kcal: 202, Proteínas: 5.5g, Carbohidratos: 59.3g, Grasas: 1.7g

3.   Jugo de Manzana y Naranja

Ingredientes:

1 manzana Granny Smith mediana sin centro

1 naranja mediana, sin piel

1 taza de apio, en trozos

1 kiwi entero, sin piel

1 cucharada de miel líquida

¼ cucharadita de jengibre, molido

Preparación:

Lavar la manzana y cortarla por la mitad. Remover el centro y trozar. Dejar a un lado.

Pelar la naranja y dividirla en gajos. Cortar cada gajo por la mitad y dejar a un lado.

Lavar el apio y trozarlo. Rellenar un vaso medidor y reservar el resto. Dejar a un lado.

Pelar el kiwi y cortarlo por la mitad. Dejar a un lado.

Combinar el apio, kiwi, manzana y naranja en una juguera,

y pulsar. Transferir a un vaso y añadir la miel y jengibre.

Refrigerar 5 minutos antes de servir.

Información nutricional por porción: Kcal: 172, Proteínas: 3.5g, Carbohidratos: 51.2g, Grasas: 1.1g

4.   Jugo de Manzana y Apio

Ingredientes:

1 manzana Granny Smith pequeña, sin centro

1 tallo de apio grande, en trozos

1 cucharadita de jugo de aloe

1 taza de pepino, en rodajas

1 banana mediana, en rodajas

Preparación:

Lavar la manzana y cortarla por la mitad. Remover el centro y trozar. Dejar a un lado.

Lavar el tallo de apio y trozarlo. Dejar a un lado.

Lavar el pepino y cortarlo en rodajas gruesas. Rellenar un vaso medidor y reservar el resto. Dejar a un lado.

Pelar y trozar la banana. Dejar a un lado.

Combinar la manzana, pepino, banana y apio en una juguera. Pulsar. Transferir a un vaso y añadir el jugo de aloe. Agregar hielo picado y refrigerar 5 minutos antes de servir.

Información nutricional por porción: Kcal: 174, Proteínas: 2.7g, Carbohidratos: 50.3g, Grasas: 0.8g

5.   Jugo de Tomate y Albahaca

Ingredientes:

1 tomate grande, en trozos

1 taza de albahaca fresca, en trozos

1 pepino grande, en rodajas

½ cucharadita de orégano seco, molido

1 onza de agua

Preparación:

Lavar el tomate y ponerlo en un tazón mediano. Trozar y reservar el jugo. Dejar a un lado.

Lavar la albahaca y romper con las manos. Dejar a un lado.

Lavar el pepino y cortarlo en rodajas gruesas. Dejar a un lado.Procesar el tomate, albahaca y pepino en una juguera. Transferir a un vaso y añadir el jugo de tomate y agua.

Rociar con orégano seco para más sabor, y servir inmediatamente.

Información nutricional por porción: Kcal: 67, Proteínas: 4.3g, Carbohidratos: 18.6g, Grasas: 0.8g

6.   Jugo Dulce de Damasco y Pera

Ingredientes:

1 taza de damascos, sin carozo y por la mitad

1 pera pequeña, en trozos

1 cucharada de miel líquida

1 manzana Deliciosa pequeña, sin centro

1 limón entero, sin piel y por la mitad

1 taza de menta fresca, en trozos

Preparación:

Lavar los damascos y cortarlos por la mitad. Remover los carozos y rellenar un vaso medidor. Reservar el resto en la nevera.

Lavar la pera y cortarla por la mitad. Remover el centro y trozar. Dejar a un lado.

Lavar la manzana y cortarla por la mitad. Remover el centro y trozar. Dejar a un lado.

Pelar el limón y cortarlo por la mitad. Dejar a un lado.

Lavar la menta bajo agua fría. Colar y trozar. Dejar a un lado

Combinar los damascos, pera, manzana, limón y menta en una juguera, y pulsar. Transferir a un vaso y añadir hielo antes de servir.

Información nutricional por porción: Kcal: 217, Proteínas: 4.9g, Carbohidratos: 68.5g, Grasas: 1.5g

7.   Jugo de Manzana y Coco

Ingredientes:

1 manzana Granny Smith grande, sin piel ni centro

½ taza de agua de coco pura, sin endulzar

1 taza de cubos de calabaza

1 banana grande, sin piel

¼ cucharadita de nuez moscada, molida

1 cucharada de azúcar de coco

Preparación:

Lavar la manzana y remover el centro. Trozar y dejar a un lado.

Pelar la calabaza y cortarla por la mitad. Remover las semillas, cortar un gajo grande y pelarlo. Trozar y dejar a un lado. Reservar el resto.

Pelar y trozar la banana. Dejar a un lado.

Procesar la calabaza, banana y manzana en una juguera. Transferir a un vaso y añadir el agua de coco, azúcar de coco y nuez moscada.

Refrigerar 30 minutos antes de servir.

Información nutricional por porción: Kcal: 338, Proteínas: 4.6g, Carbohidratos: 97.8g, Grasas: 1.4g

8.   Jugo de Pomelo y Coliflor

Ingredientes:

1 pomelo entero, sin piel

1 taza de coliflor, en trozos

1 naranja grande, sin piel

1 taza de trozos de ananá

¼ taza de agua de coco pura, sin endulzar

Preparación:

Pelar el pomelo y naranja, y dividirlos en gajos. Dejar a un lado.

Recortar las hojas externas de la coliflor. Lavar y trozar. Reservar el resto en la nevera.

Cortar la parte superior del ananá y pelarlo. Trozar y reservar el resto en la nevera.

Procesar el ananá, pomelo, naranja y coliflor en una juguera.

Transferir a un vaso y añadir el agua de coco pura.

Agregar algunos cubos de hielo y servir inmediatamente.

Información nutricional por porción: Kcal: 247, Proteínas: 6.5g, Carbohidratos: 74g, Grasas: 1g

9.   Jugo de Guayaba y Pepino

Ingredientes:

1 guayaba grande, sin piel

1 pepino grande

1 palta madura, sin carozo ni piel

1 lima grande, sin piel

2 onzas de agua de coco

Preparación:

Pelar la guayaba y trozarla. Dejar a un lado.

Lavar el pepino y cortarlo en rodajas gruesas. Dejar a un lado.

Pelar la palta y cortarla por la mitad. Remover el carozo y trozar. Dejar a un lado. Pelar la lima y cortarla por la mitad. Dejar a un lado. Procesar la palta, guayaba, pepino y lima en una juguera. Transferir a vasos y añadir el agua de coco.

Agregar algunos cubos de hielo o refrigerar por 5 minutos.

Información nutricional por porción: Kcal: 352, Proteínas: 7.6g, Carbohidratos: 41.6g, Grasas: 30.3g

10.   Jugo de Apio y Cereza

Ingredientes:

1 taza de apio, en trozos

1 taza de cerezas, sin carozo

1 taza de sandía, en cubos

1 nudo de jengibre pequeño, sin piel

1 onza de agua

¼ cucharadita de canela, molida

Preparación:

Lavar el apio y trozarlo. Rellenar un vaso medidor y reservar el resto. Dejar a un lado.

Lavar las cerezas bajo agua fría usando un colador. Colar y cortarlas por la mitad. Remover los carozos y dejar a un lado.

Cortar la sandía por la mitad. Cortar un gajo grande y refrigerar el resto. Cortar el gajo en cubos y remover las semillas. Rellenar un vaso medidor y dejar a un lado.

Pelar el nudo de jengibre y trozarlo. Dejar a un lado.

Combinar la sandía, apio, cerezas y nudo de jengibre en una juguera, y pulsar. Transferir a vasos y añadir el agua y canela. Agregar hielo y servir inmediatamente.

Información nutricional por porción: Kcal: 143, Proteínas: 3.4g, Carbohidratos: 40.2g, Grasas: 0.7g

11.   Jugo de Manzana y Frutilla

Ingredientes:

1 manzana pequeña, sin centro

2 frutillas grandes, en trozos

2 bananas grandes, sin piel y en trozos

1 taza de menta fresca, en trozos

2 onzas de agua

Preparación:

Lavar la manzana y cortarla por la mitad. Remover el centro y trozar. Dejar a un lado.

Lavar las frutillas y remover la rama. Trozar y dejar a un lado. Pelar las bananas y trozarlas. Dejar a un lado.

Lavar la menta y trozarla. Rellenar un vaso medidor y dejar a un lado. Combinar la manzana, frutillas, bananas y menta en una juguera, y pulsar. Transferir a un vaso y añadir el agua.

Agregar hielo y servir inmediatamente.

Información nutricional por porción: Kcal: 294, Proteínas: 4.5g, Carbohidratos: 86.1g, Grasas: 1.4g

12.   Jugo de Pomelo y Perejil

Ingredientes:

1 pomelo entero, sin piel

4 tazas de perejil, en trozos

1 taza de cantalupo, en cubos

2 tazas de verdes de mostaza, en trozos

¼ taza de agua

Preparación:

Pelar el pomelo y dividirlo en gajos. Dejar a un lado.

Lavar los verdes de mostaza y perejil. Romper con las manos y dejar a un lado.

Cortar el cantalupo por la mitad. Remover las semillas y pulpa. Cortar dos gajos y pelarlos. Trozar y dejar a un lado. Reservar el resto en la nevera.

Procesar el cantalupo, verdes de mostaza, pomelo y perejil en una juguera.

Transferir a un vaso y añadir el agua.

Agregar hielo y servir inmediatamente.

Información nutricional por porción: Kcal: 206, Proteínas: 13.5g, Carbohidratos: 59.3g, Grasas: 3g

13. Jugo de Arándanos Agrios y Arándanos

Ingredientes:

1 taza de arándanos agrios frescos

1 taza de arándanos frescos

3 manzanas Zester medianas, sin centro

1 taza de col rizada fresca, en trozos

1 cucharada de miel líquida

Preparación:

Combinar los arándanos agrios y arándanos en un colador, y lavar bajo agua fría. Colar y dejar a un lado.

Lavar las manzanas y remover el centro. Trozar y dejar a un lado.Lavar la col rizada y romper con las manos. Dejar a un lado.Procesar los arándanos agrios, arándanos, manzana y col rizada en una juguera.Transferir a vasos y añadir la miel. Agregar hielo o refrigerar antes de servir.

Información nutricional por porción: Kcal: 368, Proteínas: 5.6g, Carbohidratos: 106g, Grasas: 2.2g

14.   Jugo de Rábanos y Acelga

Ingredientes:

1 rábano grande, en trozos

1 taza de acelga, en trozos

1 taza de espárragos

1 taza de palta, en trozos

1 gajo grande de melón dulce

¼ taza de agua de coco pura, sin endulzar

Preparación:

Lavar el rábano y recortar las partes verdes. Trozar y dejar a un lado.

Lavar la acelga y romper con las manos. Dejar a un lado.

Lavar los espárragos y recortar las puntas. Dejar a un lado.

Pelar la palta y cortarla por la mitad. Remover el carozo y trozar. Dejar a un lado.

Cortar el melón por la mitad. Remover las semillas. Cortar gajos grandes y pelarlos. Trozar y poner en un tazón.

Refrigerar el resto.

Procesar el rábano, acelga, espárragos, palta y melón en una juguera.

Transferir a un vaso y refrigerar 10 minutos antes de servir.

Información nutricional por porción: Kcal: 275, Proteínas: 8g, Carbohidratos: 35.2g, Grasas: 21,9g

15.   Jugo de Mango y Limón

Ingredientes:

1 taza de mango, en cubos

1 limón grande, sin piel

1 taza de cerezas frescas, sin carozo

1 taza de sandía, en cubos

1 cucharada de miel líquida

2 onzas de agua

Preparación:

Pelar y trozar el mango. Dejar a un lado.

Pelar el limón y cortarlo por la mitad. Dejar a un lado.

Lavar las cerezas bajo agua fría. Colar y cortar por la mitad. Remover los carozos y dejar a un lado.

Cortar la sandía por la mitad. Para una taza, necesitará un gajo grande. Pelarlo y trozarlo. Remover las semillas y dejar a un lado. Reservar el resto.

Procesar las cerezas, mango, limón y sandía en una

juguera.

Transferir a vasos y añadir algunos cubos de hielo antes de servir.

Información nutricional por porción: Kcal: 288, Proteínas: 4.6g, Carbohidratos: 68.3g, Grasas: 1.3g

16.   Jugo de Zanahoria y Pepino

Ingredientes:

1 zanahoria grande, sin piel y en rodajas

1 taza de pepino, en rodajas

1 gajo grande de melón dulce, sin piel y en cubos

1 taza de Acelga, en trozos

1 nudo de jengibre pequeño, sin piel

¼ cucharadita de cúrcuma, molida

2 onzas de agua

Preparación:

Lavar y pelar la zanahoria. Cortar en rodajas finas y dejar a un lado.

Lavar el pepino y cortarlo en rodajas gruesas. Rellenar un vaso medidor y reservar el resto. Dejar a un lado.

Cortar el melón por la mitad. Remover las semillas y lavarlo. Cortar un gajo grande y pelarlo. Cortar en cubos y dejar a un lado.

Lavar la acelga bajo agua fría. Colar y romper con las manos. Dejar a un lado.

Pelar el nudo de jengibre y trozarlo. Dejar a un lado.

Combinar el melón, acelga, zanahoria y pepino en una juguera, y pulsar. Transferir a un vaso y añadir la cúrcuma y agua.

Refrigerar 10 minutos antes de servir.

Información nutricional por porción: Kcal: 92, Proteínas: 2.6g, Carbohidratos: 25.7g, Grasas: 0.5g

17.   Jugo de Calabaza y Zanahoria

Ingredientes:

1 taza de calabaza, en cubos

2 zanahorias grandes, en rodajas

2 tazas de Brotes de Bruselas, por la mitad

1 nudo de jengibre pequeño, sin piel y en trozos

1 onza de agua

Preparación:

Cortar la calabaza por la mitad y remover las semillas. Para una taza, necesitará un gajo grande. Cortarlo y pelarlo. Trozar y rellenar un vaso medidor. Reservar el resto en la nevera.

Lavar y pelar las zanahorias. Cortar en rodajas finas y dejar a un lado.

Lavar los brotes de Bruselas y recortar las capas marchitas. Cortar cada brote por la mitad y dejar a un lado.

Pelar el nudo de jengibre y trozarlo. Dejar a un lado.

Combinar la calabaza, zanahorias, brotes de Bruselas y

jengibre en una juguera, y pulsar. Transferir a un vaso y añadir el agua.

Agregar hielo y servir inmediatamente.

Información nutricional por porción: Kcal: 127, Proteínas: 8.5g, Carbohidratos: 38.2g, Grasas: 1.1g

18.   Jugo de Zanahoria y Manzana

Ingredientes:

1 zanahoria grande, en rodajas

1 manzana Granny Smith pequeña, sin centro y en trozos

1 taza de mango, en trozos

1 onza de agua de coco

Preparación:

Lavar y pelar la zanahoria. Trozar y dejar a un lado.

Lavar la manzana y cortarla por la mitad. Remover el centro y trozar. Dejar a un lado.

Pelar el mango y trozarlo. Rellenar un vaso medidor y reservar el resto.

Combinar la zanahoria, manzana y mango en una juguera. Pulsar. Transferir a un vaso y añadir el agua de coco. Agregar hielo picado y servir inmediatamente.

Información nutricional por porción: Kcal: 179, Proteínas: 2.6g, Carbohidratos: 51.2g, Grasas: 1.1g

19.   Jugo de Banana y Leche

Ingredientes:

1 banana grande, sin piel

2 cucharadas de leche

2 tazas de arándanos

1 taza de uvas negras

1 taza de menta fresca, en trozos

¼ cucharadita de canela, molida

Preparación:

Lavar la banana y cortarla en rodajas. Dejar a un lado.

Poner los arándanos en un colador. Lavar bajo agua fría y colar. Dejar a un lado.

Lavar las uvas y remover las ramas. Rellenar un vaso medidor y reservar el resto en la nevera. Dejar a un lado.

Lavar la menta bajo agua fría. Colar y romper con las manos. Dejar a un lado.

Combinar los arándanos, uvas, menta y banana en una

juguera, y pulsar. Transferir a un vaso y añadir la leche y canela.

Refrigerar 5 minutos antes de servir.

Información nutricional por porción: Kcal: 326, Proteínas: 6.2g, Carbohidratos: 93.4g, Grasas: 2.1g

20.   Jugo de Col Rizada y Frutilla

Ingredientes:

1 taza de col rizada fresca, en trozos

1 taza de frutillas frescas

½ cucharadita de jengibre, molido

1 limón, sin piel

Preparación:

Lavar la col rizada y romper con las manos. Dejar a un lado.

Lavar las frutillas bajo agua fría. Colar y dejar a un lado.

Pelar el limón y cortarlo por la mitad. Dejar a un lado.

Combinar la col rizada, frutillas y limón en una juguera, y pulsar.

Transferir a un vaso y añadir algunos cubos de hielo antes de servir.

Información nutricional por porción: Kcal: 120, Proteínas: 5.9g, Carbohidratos: 38.6g, Grasas: 1.8g

21. Jugo de Tomate y Verdes de Mostaza

Ingredientes:

1 tomate Roma mediano, en trozos

1 taza de verdes de mostaza, en trozos

2 tazas de Lechuga romana, en trozos

1 taza de perejil, en trozos

1 pepino entero, en rodajas

¼ cucharadita de cúrcuma, molida

¼ cucharadita de sal

Preparación:

Lavar el tomate y ponerlo en un tazón. Trozar y reservar el jugo. Dejar a un lado.

Combinar los verdes de mostaza y perejil en un colador grande. Lavar y colar. Romper en trozos pequeños y dejar a un lado.

Lavar la lechuga bajo agua fría. Trozarla y dejar a un lado.

Lavar el pepino y cortarlo en rodajas finas. Dejar a un lado.

Combinar la lechuga, tomate, verdes de mostaza, perejil y pepino en una juguera, y pulsar. Transferir a un vaso y añadir la cúrcuma, sal y jugo de tomate.

Refrigerar 10 minutos antes de servir.

Información nutricional por porción: Kcal: 85, Proteínas: 7.6g, Carbohidratos: 25.3g, Grasas: 1.6g

22.   Jugo de Remolacha y Manzana

Ingredientes:

1 taza de remolachas, en rodajas

1 manzana Granny Smith pequeña, sin centro

1 taza de col rizada fresca, en trozos

1 taza de cantalupo, en cubos

¼ cucharadita de jengibre, molido

Preparación:

Lavar las remolachas y recortar las puntas verdes. Cortar en rodajas finas y rellenar un vaso medidor. Reservar el resto.

Lavar la manzana y cortarla por la mitad. Remover el centro y trozar. Dejar a un lado.

Lavar la col rizada bajo agua fría. Colar y trozar. Dejar a un lado.

Cortar el cantalupo por la mitad. Remover las semillas y cortar un gajo grande. Pelarlo y trozarlo. Rellenar un vaso medidor y reservar el resto en la nevera.

Combinar las remolachas, manzana, col rizada y cantalupo

en una juguera, y pulsar. Transferir a un vaso y añadir el jengibre.

Agregar hielo y servir inmediatamente.

Información nutricional por porción: Kcal: 181, Proteínas: 7g, Carbohidratos: 51.1g, Grasas: 1.4g

23.   Jugo de Naranja y Manzana

Ingredientes:

1 naranja grande, sin piel

1 manzana Granny Smith pequeña, sin centro

1 taza de papaya, en trozos

1 taza de menta fresca, en trozos

1 cucharada de albahaca fresca, en trozos

Preparación:

Pelar la naranja y dividirla en gajos. Cortar cada gajo por la mitad y dejar a un lado.

Lavar la manzana y cortarla por la mitad. Remover el centro y trozar. Dejar a un lado.

Lavar y pelar la papaya. Cortarla por la mitad y remover las semillas. Trozar y rellenar un vaso medidor. Reservar el resto en la nevera.

Lavar la menta y albahaca bajo agua fría. Colar y trozar. Dejar a un lado.

Combinar la naranja, manzana, papaya, menta y albahaca

en una juguera, y pulsar. Transferir a un vaso y añadir hielo.

Servir inmediatamente.

Información nutricional por porción: Kcal: 199, Proteínas: 4.1g, Carbohidratos: 60.1g, Grasas: 1.1g

24. Jugo de Calabaza y Canela

Ingredientes:

10 onzas de trozos de calabaza dulce

½ cucharadita de canela, molida fresca

1 taza de trozos de palta

¼ taza de agua

Preparación:

Pelar la calabaza y cortarla por la mitad. Remover las semillas, cortar un gajo grande y pelarlo. Trozar y dejar a un lado. Reservar el resto.

Cortar la palta por la mitad. Remover el carozo y trozar. Dejar a un lado.

Combinar la palta y calabaza en una juguera, y pulsar.

Transferir a un vaso y añadir el agua y canela.

Agregar hielo antes de servir.

Información nutricional por porción: Kcal: 256, Proteínas: 5.3g, Carbohidratos: 27.8g, Grasas: 22.3g

25. Jugo de Puerro y Espárragos

Ingredientes:

1 puerro entero, en trozos

2 varas de espárragos medianas

1 taza de palta, en cubos

1 calabacín mediano

3 cucharadas de agua

Preparación:

Lavar el puerro y trozarlo. Dejar a un lado.

Lavar los espárragos y recortar las puntas. Trozar y dejar a un lado.

Pelar la palta y cortarla por la mitad. Remover el centro y cortar en cubos. Rellenar un vaso medidor y reservar el resto en la nevera. Pelar el calabacín y trozarlo. Dejar a un lado. Combinar la palta, calabacín, puerro y espárragos en una juguera, y pulsar. Transferir a un vaso y añadir el agua.

Refrigerar 10 minutos antes de servir.

Información nutricional por porción: Kcal: 277, Proteínas: 22.9g, Carbohidratos: 32.7g, Grasas: 22.9g

26.   Jugo de Moras y Canela

Ingredientes:

1 taza de moras

¼ cucharadita de canela, molida

1 taza de cantalupo, en trozos

1 naranja grande, sin piel

1 taza de menta fresca, en trozos

Preparación:

Poner las moras en un colador y lavar bien. Colar y dejar a un lado.

Cortar el cantalupo por la mitad. Remover las semillas y cortar un gajo grande. Pelarlo y trozarlo. Rellenar un vaso medidor y reservar el resto en la nevera.

Pelar la naranja y dividirla en gajos. Cortar cada gajo por la mitad y dejar a un lado.

Lavar la menta bajo agua fría y colar. Trozar y dejar a un lado.

Combinar las moras, cantalupo, naranja y menta en una

juguera, y pulsar. Transferir a un vaso y añadir la canela.

Agregar hielo y refrigerar 5 minutos antes de servir.

Información nutricional por porción: Kcal: 157, Proteínas: 5.9g, Carbohidratos: 51.9g, Grasas: 1.5g

27. Jugo de Damasco y Pepino

Ingredientes:

1 taza de damascos, sin carozo

1 pepino grande

1 durazno grande, sin carozo

1 manzana grande, sin centro

1 pieza de 1 pulgada de jengibre

Preparación:

Lavar el durazno y damascos. Cortarlos por la mitad y remover el carozo. Trozar y dejar a un lado.

Lavar el pepino y cortarlo en rodajas gruesas. Dejar a un lado.

Lavar la manzana y remover el centro. Trozar y dejar a un lado.

Pelar el jengibre y dejarlo a un lado.

Combinar los damascos, durazno, pepino, manzana y jengibre en una juguera. Pulsar. Transferir a un vaso y añadir hielo.

Servir inmediatamente.

Información nutricional por porción: Kcal: 257, Proteínas: 6.7g, Carbohidratos: 73.3g, Grasas: 1.8g

28. Jugo de zanahoria y Repollo

Ingredientes:

1 taza de zanahorias, en rodajas

1 taza de repollo morado, en trozos

1 taza de coliflor, en trozos

1 taza de verdes de ensalada, en trozos

Preparación:

Lavar la coliflor y recortar las hojas externas. Trozar y rellenar un vaso medidor. Reservar el resto.

Lavar y pelar las zanahorias. Cortar en rodajas finas y rellenar un vaso medidor. Dejar a un lado.

Combinar el repollo y verdes de ensalada en un colador. Lavar bajo agua fría y colar. Trozar y dejar a un lado.

Combinar las zanahorias, repollo, coliflor y verdes de ensalada en una juguera, y pulsar. Transferir a un vaso y refrigerar 5 minutos antes de servir.

Información nutricional por porción: Kcal: 138, Proteínas: 5.3g, Carbohidratos: 40.3g, Grasas: 0.8g

29.   Jugo de Apio y Pepino

Ingredientes:

2 tallos de apio

1 pepino grande

3 tomates grandes

2 zanahorias grandes, en rodajas

1 puñado de espinaca fresca

1 pimiento grande

Preparación:

Lavar el apio y pepino, y trozarlo. Dejar a un lado.

Lavar los tomates y ponerlos en un tazón. Trozar y reservar el jugo de tomate. Dejar a un lado.

Lavar las zanahorias y cortarlas en rodajas.

Lavar el pimiento y cortarlo por la mitad. Remover las semillas y trozar.

Lavar la espinaca y trozarla. Dejar a un lado.

Procesar los tomates, zanahorias, apio, pepino, espinaca y

pimiento en una juguera. Transferir a vasos y añadir el jugo del tomate.

Decorar con menta fresca.

Refrigerar 5 minutos antes de servir.

Información nutricional por porción: Kcal: 248, Proteínas: 3.71g, Carbohidratos: 70.5g, Grasas: 3.71g

30.   Jugo de Manzana y Menta

Ingredientes:

1 manzana pequeña, sin piel ni semillas

1 cucharadita de hojas de menta fresca, picadas

1 taza de trozos de ananá

¼ cucharadita de nuez moscada, molida

Preparación:

Lavar la manzana y remover el centro. Trozar y dejar a un lado.

Cortar la parte superior del ananá y pelarlo. Trozar y reservar el resto en la nevera.

Procesar el ananá y manzana en una juguera. Transferir a un vaso y añadir la nuez moscada.

Decorar con hojas de menta y refrigerar antes de servir.

Información nutricional por porción: Kcal: 141, Proteínas: 1.5g, Carbohidratos: 41.2g, Grasas: 0.4g

31. Jugo de Naranja y Lechuga

Ingredientes:

1 naranja grande, sin piel

1 taza de Lechuga romana, rallada

1 taza de sandía, sin piel ni semillas

1 taza de semillas de granada

Preparación:

Pelar la naranja y dividirla en gajos. Dejar a un lado.

Lavar la lechuga. Trozarla y dejar a un lado.

Cortar la sandía por la mitad. Para una taza, necesitará un gajo grande. Pelarlo y trozarlo. Remover las semillas y dejar a un lado. Cortar la parte superior de la granada y deslizar hacia las membranas blancas. Remover las semillas a un tazón mediano. Procesar la sandía, naranja, lechuga y semillas de granada en una juguera. Transferir a un vaso y refrigerar 5 minutos.

Información nutricional por porción: Kcal: 142, Proteínas: 5.2g, Carbohidratos: 44.8g, Grasas: 1.5g

32.   Jugo de Chirivías y Naranja

Ingredientes:

1 taza de chirivías, en rodajas

1 naranja pequeña, sin piel

1 durazno grande, sin piel

3 tazas de lechuga roja, en trozos

1 cucharadita de jarabe de agave

Preparación:

Lavar las chirivías y cortar en rodajas gruesas. Dejar a un lado.

Pelar la naranja y dividirla en gajos. Dejar a un lado.

Lavar el durazno y cortarlo por la mitad. Remover el carozo y trozar. Dejar a un lado. Lavar la lechuga y romper con las manos. Dejar a un lado. Procesar las chirivías, naranja, durazno y lechuga en una juguera. Transferir a un vaso y añadir el jarabe de agave. Agregar hielo y servir inmediatamente.

Información nutricional por porción: Kcal: 177, Proteínas: 5.2g, Carbohidratos: 53.7g, Grasas: 1.1g

33.   Jugo de Zanahoria y Chirivías

Ingredientes:

3 zanahorias grandes, en rodajas

1 taza de chirivías, en rodajas

2 manzanas verdes grandes, sin piel ni centro

1 hoja de albahaca, aplastada

¼ taza de agua

Preparación:

Lavar las zanahorias y chirivías, y cortar en rodajas gruesas. Dejar a un lado.

Lavar las manzanas y remover el centro. Trozar y dejar a un lado.

Combinar las manzanas, zanahorias y chirivías en una juguera, y pulsar.

Transferir a un vaso y añadir el agua. Decorar con hojas de albahaca y refrigerar antes de servir.

Información nutricional por porción: Kcal: 332, Proteínas: 5.4g, Carbohidratos: 100g, Grasas: 1.6g

34.   Jugo de Mango y Jengibre

Ingredientes:

1 taza de mango, en trozos

1 rodaja de jengibre pequeña

1 taza de semillas de granada

1 manzana mediana, sin centro

¼ cucharadita de canela, molida

1 onza de agua

Preparación:

Pelar el mango y trozarlo. Rellenar un vaso medidor y reservar el resto en la nevera. Dejar a un lado.

Pelar la rodaja de jengibre y trozar. Dejar a un lado.

Cortar la parte superior de la granada y deslizar hacia las membranas blancas. Remover las semillas a un vaso medidor y dejar a un lado.

Lavar la manzana y cortarla por la mitad. Remover el centro y trozar. Dejar a un lado.

Combinar las semillas de granada, manzana, mango y jengibre en una juguera, y pulsar. Transferir a un vaso y añadir la canela y agua.

Refrigerar 5 minutos antes de servir.

Información nutricional por porción: Kcal: 227, Proteínas: 3.6g, Carbohidratos: 64.1g, Grasas: 1.9g

35.   Jugo de Pepino y Espinaca

Ingredientes:

1 pepino grande, en rodajas

1 taza de espinaca fresca, en trozos

1 taza de trozos de ananá

1 taza de damascos

1 limón entero

½ taza de brócoli crudo, en trozos

½ taza de agua de coco pura

Preparación:

Lavar el pepino y cortarlo en rodajas gruesas. Dejar a un lado.

Pelar el limón y cortarlo por la mitad. Dejar a un lado.

Combinar la espinaca y brócoli en un colador, y lavar bajo agua fría. Colar y trozar. Dejar a un lado.

Cortar la parte superior del ananá y pelarlo. Trozar y reservar el resto en la nevera.

Lavar los damascos y cortarlos por la mitad. Remover el carozo y trozar. Dejar a un lado.

Procesar el pepino, limón, espinaca, ananá, damascos y brócoli en una juguera. Transferir a vasos y añadir el agua de coco.

Agregar hielo y servir inmediatamente.

Información nutricional por porción: Kcal: 218, Proteínas: 10g, Carbohidratos: 64g, Grasas: 1.9g

36. Jugo de Lima y Acelga

Ingredientes:

1 lima entera, sin piel

1 taza de acelga, en trozos

1 taza de trozos de mango

1 taza de verdes de remolacha, en trozos

½ taza de agua de coco, sin endulzar

Preparación:

Pelar la lima y cortarla por la mitad. Dejar a un lado.

Combinar la acelga y verdes de remolacha en un colador, y lavar bajo agua fría. Colar y romper con las manos. Dejar a un lado. Pelar y trozar el mango. Dejar a un lado. Combinar la lima, acelga, mango y verdes de remolacha en una juguera. Transferir a un vaso y añadir el agua de coco.

Agregar hielo o refrigerar 5 minutos.

Información nutricional por porción: Kcal: 108, Proteínas: 3.8g, Carbohidratos: 33g, Grasas: 0.8g

37.   Jugo de Pimiento y Brócoli

Ingredientes:

1 pimiento rojo pequeño, sin semillas

1 pimiento verde pequeño, sin semillas

1 pimiento amarillo pequeño, sin semillas

1 taza de brócoli

1 taza de col rizada fresca

1 onza de agua

Preparación:

Lavar los pimientos y cortarlos por la mitad. Remover las semillas y trozar. Dejar a un lado.

Lavar el brócoli y col rizada bajo agua fría. Trozar y dejar a un lado. Procesar los pimientos, brócoli y col rizada en una juguera, y pulsar. Transferir a vasos y añadir una pizca de pimienta cayena. Servir inmediatamente.

Información nutricional por porción: Kcal: 114, Proteínas: 8.7g, Carbohidratos: 31.5g, Grasas: 1.7g

38.   Jugo de Alcachofa y Manzana

Ingredientes:

1 manzana Granny Smith, sin piel ni centro

1 alcachofa grande, en trozos

1 taza de verdes de mostaza, en trozos

1 taza de Brotes de Bruselas

½ cucharadita de canela, molida fresca

½ taza de agua de coco pura, sin endulzar

1 cucharadita de néctar de agave

Preparación:

Lavar la manzana y remover el centro. Trozar y dejar a un lado.

Recortar la hoja externa de la alcachofa. Trozar y dejar a un lado.

Lavar los verdes de mostaza y romper con las manos. Dejar a un lado.

Lavar los brotes de Bruselas y recortar las capas externas.

Dejar a un lado.

Procesar los verdes de mostaza, manzana, alcachofa y brotes de Bruselas en una juguera.

Transferir a un vaso y añadir la canela, agua de coco y néctar de agave.

Agregar hielo y servir inmediatamente.

Información nutricional por porción: Kcal: 195, Proteínas: 13.7g, Carbohidratos: 63.4g, Grasas: 1.3g

39.   Jugo de Pepino y Cúrcuma

Ingredientes:

1 taza de pepino, en rodajas

¼ cucharadita de cúrcuma, molida

1 taza de zapallo calabaza, en cubos

1 taza de calabaza, en trozos

¼ cucharadita de sal

2 cucharadas de agua

Preparación:

Lavar el pepino y cortarlo en rodajas finas. Rellenar un vaso medidor y reservar el resto en la nevera.

Cortar el zapallo por la mitad. Remover las semillas y limpiarlo por dentro. Pelar y cortar en cubos pequeños. Rellenar un vaso medidor y reservar el resto en la nevera.

Pelar la calabaza y cortarla por la mitad. Remover las semillas y cortar en cubos pequeños. Rellenar un vaso medidor y reservar el resto en la nevera. Combinar el pepino, calabaza, y zapallo en una juguera, y pulsar.

Transferir a un vaso y añadir la cúrcuma, sal y agua. Refrigerar 5 minutos antes de servir.

Información nutricional por porción: Kcal: 73, Proteínas: 4.1g, Carbohidratos: 19.3g, Grasas: 0.9g

40. Jugo de Almendra y Miel

Ingredientes:

1 banana grande, sin piel

3 naranjas rojas grandes, sin piel

½ taza de leche de almendra, sin azúcar

1 cucharada de miel cruda

1 cucharada de hojas de menta fresca, picadas

Preparación:

Pelar la banana y trozarla. Dejar a un lado.

Pelar las naranjas y dividirlas en gajos. Dejar a un lado.

Procesar la banana y naranjas en una juguera. Transferir a un vaso y añadir la leche de almendra y miel.

Decorar con menta y refrigerar 5 minutos antes de servir.

Información nutricional por porción: Kcal: 411, Proteínas: 11g, Carbohidratos: 95g, Grasas: 3.1g

41.   Jugo de Guayaba y Acelga

Ingredientes:

1 taza de trozos de ananá

1 guayaba entera, en trozos

2 tazas de acelga, en trozos

2 limones enteros, sin piel

½ taza de agua de coco, sin endulzar

Preparación:

Lavar la guayaba y trozarla. Si usa una fruta grande, reservar el resto en la nevera.

Lavar la acelga bajo agua fría y dejar a un lado.

Cortar la parte superior del ananá y pelarlo. Trozar y reservar el resto en la nevera. Pelar los limones y cortarlos por la mitad. Dejar a un lado. Procesar la guayaba, acelga, ananá y limones en una juguera. Transferir a un vaso y añadir el agua de coco. Agregar hielo y servir inmediatamente.

Información nutricional por porción: Kcal: 130, Proteínas: 4.8g, Carbohidratos: 43g, Grasas: 1.2g

42.   Jugo de Verdes de Mostaza y Manzana

Ingredientes:

1 taza de verdes de mostaza, en trozos

1 manzana Granny Smith pequeña, sin centro

1 gajo grande de melón dulce, en trozos

1 taza de menta fresca, en trozos

1 onza de agua

Preparación:

Combinar la menta y verdes de mostaza en un colador, y lavar bien. Colar y trozar. Dejar a un lado.

Cortar el melón por la mitad. Cortar un gajo grande y pelarlo. Trozar y dejar a un lado. Reservar el resto en la nevera. Lavar la manzana y cortarla por la mitad. Remover el centro y trozar. Dejar a un lado. Combinar la menta, verdes de mostaza, melón y manzana en una juguera, y pulsar.

Transferir a un vaso y añadir el agua. Refrigerar 5 minutos antes de servir.

Información nutricional por porción: Kcal: 139, Proteínas: 4.1g, Carbohidratos: 40.5g, Grasas: 0.9g

43.   Jugo de Zanahoria y Repollo

Ingredientes:

1 taza de zanahorias, en trozos

2 tazas de repollo verde, rallado

2 kiwis, sin piel

1 pomelo entero, sin piel

1 cucharada de miel cruda

Preparación:

Lavar las zanahorias y trozarlas. Dejar a un lado.

Lavar el repollo y trozarlo con las manos. Dejar a un lado.

Pelar los kiwis y cortarlos por la mitad. Dejar a un lado. Lavar el pomelo y trozarlo. Dejar a un lado. Procesar las zanahorias, repollo, kiwis y pomelo en una juguera. Transferir a vasos y añadir la miel. Agregar algunos cubos de hielo y servir inmediatamente.

Información nutricional por porción: Kcal: 219, Proteínas: 6.9g, Carbohidratos: 69g, Grasas: 1.5g

44.   Jugo de Zanahoria y Pepino

Ingredientes:

1 zanahoria grande, en rodajas

1 taza de pepino, en rodajas

1 taza de batatas, en trozos

1 nudo de jengibre, en rodajas

2 onzas de agua

Preparación:

Lavar y pelar la zanahoria. Cortar en rodajas finas y dejar a un lado.

Lavar el pepino y cortarlo en rodajas gruesas. Rellenar un vaso medidor y reservar el resto.

Pelar la batata y trozarla. Rellenar un vaso medidor y reservar el resto. Dejar a un lado.

Pelar el nudo de jengibre y cortarlo en rodajas finas. Dejar a un lado.

Combinar la batata, jengibre, zanahoria y pepino en una juguera, y pulsar. Transferir a un vaso y añadir el agua.

Información nutricional por porción: Kcal: 132, Proteínas: 3.2g, Carbohidratos: 36.6g, Grasas: 0.4g

45.   Jugo de Pepino y Cantalupo

Ingredientes:

1 pepino grande

1 taza de cantalupo, en cubos

1 gajo grande de melón dulce

1 taza de sandía, sin semillas

1 cucharada de miel líquida

1 cucharada agua de coco

Preparación:

Lavar el pepino y cortarlo en rodajas gruesas. Dejar a un lado.

Cortar el cantalupo por la mitad. Remover las semillas y pulpa. Cortar dos gajos y pelarlos. Trozar y dejar a un lado. Reservar el resto en la nevera.

Cortar el melón dulce por la mitad. Remover las semillas, cortar un gajo grande y pelarlo. Trozar y poner en un tazón. Reservar el resto en la nevera.

Cortar la sandía por la mitad. Para una taza, necesitará un

gajo grande. Pelarlo y trozarlo. Remover las semillas y dejar a un lado. Reservar el resto.

Procesar el pepino, cantalupo, melón dulce y sandía en una juguera.

Transferir a vasos y añadir la miel y agua de coco. Agregar hielo antes de servir.

Información nutricional por porción: Kcal: 201, Proteínas: 3.4g, Carbohidratos: 57.6g, Grasas: 0.8g

46.   Jugo de Ananá y Menta

Ingredientes:

1 taza de ananá, en trozos

1 taza de menta fresca, en trozos

1 taza de pepino, en rodajas

1 guayaba entera, en trozos

1 onza de agua

Preparación:

Cortar la parte superior del ananá y pelarlo. Trozar y dejar a un lado.

Lavar la mena y colarla. Romper con las manos y dejar a un lado.

Lavar el pepino y cortarlo en rodajas finas. Rellenar un vaso medidor y reservar el resto en la nevera. Lavar y pelar la guayaba. Trozar y dejar a un lado. Combinar el ananá, menta, pepino y guayaba en una juguera, y pulsar. Transferir a un vaso y añadir el agua. Refrigerar 5 minutos antes de servir.

Información nutricional por porción: Kcal: 115, Proteínas: 3.6g, Carbohidratos: 35.2g, Grasas: 1.1g

47.   Jugo de Brócoli y Acelga

Ingredientes:

1 taza de brócoli fresco, en trozos

1 taza de Acelga, en trozos

1 alcachofa mediana, en trozos

1 taza de pepino, en rodajas

1 onza de agua

Preparación:

Lavar el brócoli y trozarlo. Rellenar un vaso medidor y reservar el resto. Dejar a un lado.

Lavar la acelga bajo agua fría. Colar y trozar. Rellenar un vaso medidor y reservar el resto en la nevera. Recortar las hojas externas de la alcachofa, lavarla y trozarla. Dejar a un lado. Lavar el pepino y cortarlo en rodajas finas. Rellenar un vaso medidor y reservar el resto en la nevera. Dejar a un lado. Combinar la alcachofa, brócoli, acelga y pepino en una juguera, y pulsar. Transferir a vasos y añadir el agua. Refrigerar 5 minutos antes de servir.

Información nutricional por porción: Kcal: 65, Proteínas: 7.7g, Carbohidratos: 22.7g, Grasas: 0.6g

48.   Jugo de Remolacha y Coliflor

Ingredientes:

1 taza de remolachas, recortadas

1 taza de verdes de remolacha, en trozos

1 cabeza de coliflor pequeña

1 taza de chirivías, en trozos

2 cucharadas de perejil fresco

Preparación:

Lavar las remolachas y recortar las partes verdes. Trozar, picar los verdes y dejar a un lado.

Recortar las hojas externas de la coliflor. Lavar y trozar. Dejar a un lado.

Lavar las chirivías y cortar en rodajas gruesas. Dejar a un lado.

Procesar las chirivías, remolachas, verdes de remolacha y coliflor en una juguera. Transferir a vasos y refrigerar 5 minutos. Decorar con perejil fresco antes de servir.

Información nutricional por porción: Kcal: 166, Proteínas: 9.9g, Carbohidratos: 52.3g, Grasas: 1.5g

OTROS TITULOS DE ESTE AUTOR

70 Recetas De Comidas Efectivas Para Prevenir Y Resolver Sus Problemas De Sobrepeso: Queme Calorías Rápido Usando Dietas Apropiadas y Nutrición Inteligente

Por

Joe Correa CSN

48 Recetas De Comidas Para Eliminar El Acné: ¡El Camino Rápido y Natural Para Reparar Sus Problemas de Acné En 10 Días O Menos!

Por

Joe Correa CSN

41 Recetas De Comidas Para Prevenir el Alzheimer: ¡Reduzca El Riesgo de Contraer La Enfermedad de Alzheimer De Forma Natural!

Por

Joe Correa CSN

70 Recetas De Comidas Efectivas Para El Cáncer De Mama: Prevenga Y Combata El Cáncer De Mama Con una Nutrición Inteligente y Alimentos Poderosos

Por

Joe Correa CSN

www.ingramcontent.com/pod-product-compliance
Lightning Source LLC
Chambersburg PA
CBHW030247030426
42336CB00009B/290